矢野流！
感染予防策の考え方

知識を現場に活かす思考のヒント

浜松医療センター
副院長・感染症内科長・衛生管理室長

矢野邦夫 著

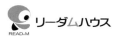

序

　この本を手にとって読んでおられるみなさんは、おそらくほとんどの方々が職場で感染対策を仕事としておられるのではないでしょうか。みなさんが医療の世界に入り、そして感染対策の担当者となったときから、感染防止に関する膨大な情報のシャワーを浴び続けてきたことと思います。おおむね退屈な微生物の話からはじまり、その治療に使う抗微生物薬、医療関連感染、各種感染防止策、サーベイランス、疫学、ガイドラインなどなど、一口に感染防止といっても実に幅広い分野から多岐にわたる抱えきれないほどの情報をインプットし、しかもそれらを基に現場で実践していかなくてはなりませんから、その労力がいかに大変なものかは容易に想像できます。

　わが国の感染対策は、ここ 20 年ほどで目覚ましい進展をとげました。感染対策の仕事をしていれば、誰でも耳にしたことのある「標準予防策」が 1996 年に登場したのを境に状況は一変したのです。

　逆に言うと、今では常識となっているこの考え方が登場して、まだたったの 20 年しか経っていないんですね。それ以前は「標準予防策」のような感染防止の拠り所となる概念が不十分な環境で感染対策が行われてきたわけで、そんな時代があったことを想像できない方も多いのではないかと思います。

　かく言う私もこの 20 年余にわたるわが国の感染対策の進展の中に身を置き、国内外で日々刻々と更新される最新情報をインプットしては、自施設で実践したり、講演や著書などを通じてみなさんに紹介したりしてきました。そしてある時ふと思ったのです。今では当たり前のように知られる「標準予防策」ですが、果たして本当に理解されているのか、言葉だけがひとり歩きしてはいまいかと。たとえば、「標準予防策を徹底しよう！」と言われたら何を徹底した

らよいのか，すぐに頭に浮かびますか？もちろん浮かぶ人もいるでしょう．手指衛生，個人防護具，咳エチケットなどなど．しかしその先が問題なのです．言葉としてはスラスラ浮かんできても，それらの知識をちゃんと現場で活かし実践するための本質的な理解がなされているかということです．

　アタマではわかっているつもりでも，それを実践できなければ意味がありません．実践につながる理解とは本質的な理解を意味します．本質的な理解があってはじめて応用が利きます．これは感染対策を担当するみなさんにとって大変重要なことです．なぜなら本質的な理解と応用力がなければ，他者への説明，他者への説得は難しく，感染対策活動が前に進まないからです．

　本書では，感染対策の基本中のキホンである「標準予防策」と「感染経路別予防策」を軸に，今まで私自身が現場で経験してきたこと，あるいは日頃から実践していることを紹介しながら，私流の感染予防策の考え方をまとめてみました．知識を現場で活かすというのは大変難しいことです．そんな時の思考のヒントになればという思いで本書を執筆しました．日々，多忙な業務に追われる感染対策チームのみなさんのこれからの活動に少しでもお役に立てば，筆者として幸甚です．最後に，このような企画を提示していただいた（株）リーダムハウスの多賀友次氏に心から感謝の意を表します．

2015 年 10 月吉日

浜松医療センター

矢野邦夫

目次

1 そもそも標準予防策の心得とは　9

解説
- まずはじめに…　9
- 標準予防策って何をするの？　10
- 標準予防策の真骨頂は個人防護具の装着でわかる！　12

エピソード
- ①安全装置付き静脈留置針〜苦労話　17
- ②針刺し（1）〜信じられない話　19
- ③針刺し（2）〜いつでも発生しうる話　19
- ④針刺し（3）〜自分だけではなく，他人も守って！　20
- ⑤血液曝露〜経験の積み重ねはないの？　21
- ⑥手指衛生〜子どもの教育から　22
- ⑦手袋の使いまわし〜忙しいから交換しなくてもいい？　23
- ⑧マスク〜敢えて曝露するの？　24
- ⑨咳エチケット〜常に啓発が必要！　26

シーン
- ①麻疹〜患者さんの動線すら気になる　27
- ②救急外来〜状況によっては個人防護具はフル装備になる　31

Notes
- ①標準予防策の歴史　32
- ②血液媒介病原体の針刺し後の対応　33

2 手指衛生の肝　簡単なことが一番むずかしい　35

解説
- 手洗いは挨拶と同じ！　35
- 手洗いあれこれ　36

エピソード
- ①重度精神遅滞の施設での赤痢のアウトブレイク
  〜手指衛生ができない状況ではどうなるか？　43

  ❷手洗い場がカルテ置場に〜手指衛生の無理解者がたどり着くのはここだ！　43
  ❸ポビドンヨードの手洗い〜手術室と病棟を一緒にしない！　44
  ❹石鹸と流水の手洗い後のアルコール手指消毒
   〜やりすぎは事態を悪化させる　46
  ❺米国の手術室の手洗い〜いい加減に見えて，実は最先端！　47
シーン
  ❶手術時手洗い〜よかれと思ってやったことが，仇になって！　48
  ❷ノロウイルス胃腸炎のアウトブレイク〜患者さんの手洗いの大切さ　51
  ❸NICUでのMRSAのアウトブレイク〜手洗いのタイミングは？　53
Notes
  ③WHO：手指衛生の5つのタイミング　55
  ④石鹸の管理　56
  ⑤ノロウイルスとアルコール　57

3　個人防護具　感染から身を守る意味　59

解説
  🛡今も昔も防護具が命を守る！　59
  🛡手袋　61
  🛡ガウン　63
  🛡マスク　64
  🛡ゴーグル・フェイスシールド　66
エピソード
  ❶手袋のままでキーボード〜他人を汚染してもいいの？　68
  ❷手袋の再生〜昔話となりました　69
  ❸鼻出しマスク〜その目的は何？　70
  ❹N95マスクをした一般人〜窒息してた？　71
シーン
  ❶個人防護具の着脱〜正しい順番で！　72
Notes
  ⑥マスクの再利用と使い捨て　76
  ⑦フィットテストとシールチェック　77
  ⑧飛沫感染・空気感染　79
  ⑨エボラウイルスと個人防護具の着脱　80

4 環境清掃 どこまでやるか？ 81

解説
- 学校の掃除，病院の清掃　81
- 清掃すべきはどこか？　82
- 環境表面と消毒　83

エピソード
- ❶無菌室のホルマリン燻蒸〜体に有毒な薬剤だった！　85
- ❷手術室の床の消毒〜手術室の床は手術部位感染の感染源にはならない！　85
- ❸温水洗浄便座〜健康なら心地よいツールだけど…　86
- ❹浴室やシャワー室の乾燥〜濡れたままは病原体の増殖の温床となる　88
- ❺透析室とベッド配置〜人は城，人は石垣，人は堀　89
- ❻聴診器〜汚染物を持ち歩く？　91

シーン
- ❶台風後の水漏れや水道漏れ〜古い病院は大変！　94
- ❷道路工事〜アスペルギルス胞子の浮遊地帯　95

Notes
- ⑩ノロウイルス胃腸炎の患者さんの病室の消毒　97
- ⑪スポルディングの分類　97

---

5 感染経路別予防策　標準予防策と何が違うか　99

解説
- 違いを例えて言うなら…　99
- ここが決定的な違い！　102

エピソード
- ❶肺炎と思われたが結核であった症例〜結核は擬態が得意！　106
- ❷個室が足りないときの帯状疱疹の患者さんの入院をどうする？　108
- ❸接触予防策にスリッパ？〜感染対策に儀式はいらない！　109
- ❹接触予防策の解除とは？〜何もしなくてもよいということではない！　111
- ❺術前の感染症検査は必要？〜検査は時として油断を生む！　112

シーン
- ❶結核患者さんによる空気汚染〜長時間の空気の共有で伝播する　115
- ❷HIV感染者／エイズ患者さんの入院〜過剰な感染対策は不要！　116
- ❸満床時の入院先〜状況に応じて対応する　117

Notes
- ⑫感染経路別予防策　119
- ⑬空気感染隔離室　120
- ⑭防護環境　121
- ⑮潜在性結核感染の治療　122
- ⑯HIV感染症の臨床経過　124
- ⑰空気感染の種類　125

6 院内ラウンドの視点　問題も答えも現場にある！　126

解説
- 百聞は一見にしかず！　126
- 現場の状況を観察できる　127
- 現場の小さな声を聞くことができる　128
- 器材の配置場所　129
- ラウンドは狙いを定めて　130

エピソード
- ❶託児所〜感染対策の難所　132
- ❷インフルエンザの院内感染〜いきなりやってくる恐怖！　133
- ❸院内掲示〜ポスターには有効期間がある！　135
- ❹生花やドライフラワー〜病棟に持ち込んでもいい？　136

シーン
- ❶耐貫通性廃棄容器の満載度〜腹八分目のお勧め！　138
- ❷製氷機〜その氷は安全？　139
- ❸廊下の工事〜院内の土埃は避けたい　141

Notes
- ⑱インフルエンザワクチン　142
- ⑲ノロウイルス　144

7 耐性菌対策　生まない術，拡げない術　145

解説
- 感染対策を逆行させる多剤耐性菌！　145

エピソード
- ❶抗菌薬と感染対策〜深い関わり　148

目次

 ❷抗菌薬が耐性菌の増殖環境をつくってしまう！　149
 ❸緑膿菌 vs 抗菌薬，黄色ブドウ球菌 vs 抗菌薬　152
 ❹隔離予防策におけるスタッフのコホーティング～私たちはどうなるの？　154
 ❺多剤耐性菌における接触予防策の開始のタイミング　156

シーン
 ❶カルバペネム耐性腸内細菌科細菌の保菌者のケア
  ～接触予防策が必須！　159
 ❷多剤耐性菌は知らないうちに蔓延している！　160

Notes
 ⑳多剤耐性菌　162
 ㉑アンチバイオグラム　166

8　感染対策の院内教育　「やらされる」から「やる」に変えるコツ　167

解説
 「やらされる」感染対策と「やる」感染対策　167
 目的の設定　168
 内容の理解　169
 重要性の理解　170
 具体的にどうするか？　171

エピソード
 ❶抗菌薬マニュアル～自施設で作成を！　173
 ❷抗菌薬の適正使用～病院経済からのアプローチ　175
 ❸マキシマルバリアプリコーション～朱に交われば赤くなる　176

シーン
 ❶古い感染対策を突破する～若手を活用　180
 ❷インフルエンザワクチン～「他人のため」は「自分のため」　182

Notes
 ㉒学習定着率　183
 ㉓先天性風疹症候群　184

参考図書　185
巻末資料：感染症と感染予防策一覧　187
索引　195

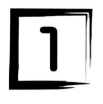

そもそも標準予防策の心得とは

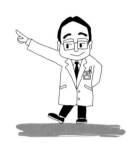

 まずはじめに…

　感染対策の仕事に従事していれば，誰もが知っているのが**標準予防策**ですね。
　ところで「標準予防策」って一体何なのでしょうか？よくスローガンのように「標準予防策を徹底しよう！」なんて文言を見聞きしますが，何を徹底するのでしょう？これをスラスラ説明できて，相手にちゃんと理解してもらえる人は，感染対策にかなり精通している人です。そして，この標準予防策を医療現場でちゃんと実践できる人，あるいは他者に実践させることができる人は，もはや感染対策の達人と言ってもよいと思います。
　少々大げさな言い方をしますと，「標準予防策」は感染予防策としては実は非常に高度な手法なのです。言葉の印象では，標準的な予防策だから「比較的簡単な」あるいは「初歩的な」といった柔ら

1. そもそも標準予防策の心得とは

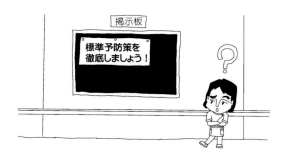

かい印象を持たれがちで，ともすれば軽く考えられる傾向にありますが，決してそうではないのです。「標準予防策」とは，"絶対的な"感染防止策であり，"当たり前のこととして徹底すべき"予防策であるということを，まず最初に申し述べておきたいと思います。

 標準予防策って何をするの？

　さて，そもそも感染対策を実施する際に重要なことは「何をやるか」と「いつやるか」の2つです。その点を踏まえて「標準予防策」がどんなことをやるのかを少しおさらいしておきましょう。ここで言う"おさらい"とは，これまでいろんな書籍などで紹介されてきた「標準予防策」の"何をやるか"にあたります。

　「標準予防策」は，米国疾病管理予防センター（CDC：Centers for Disease Control and Prevention）が，1996年に「病院における隔離予防策のためのガイドライン」の中で公開した感染予防策で，2007年に改訂されて現在に至っています。改訂では，「咳エチケット」「安全な注射手技」「腰椎処置におけるサージカルマスクの装着」の3つの対策が追加されました。標準予防策の歴史については，後述（p.32 Notes ①）していますので参照ください。

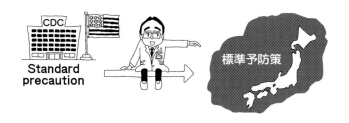

> 👆 標準予防策 ⇒ 1996 年公開
> ⇒ 2007 年改訂（「咳エチケット」「安全な注射手技」「腰椎処置におけるサージカルマスクの装着」が追加）

　「標準予防策」という用語は「スタンダード・プリコーション（Standard precaution）」を邦訳したものです。「Standard」ですから「標準」と訳されていますが，その意味するところは，"医療従事者が当たり前のこととして常に必ず行うべき"という強いメッセージが含まれているのです。決して「標準的レベル」「基準レベル」「普通レベル」の予防策というゆるい意味ではありません。先ほども述べましたが，標準予防策は「当然のこととして必ず実施すべき，しかも極めてレベルの高い感染予防策」なのです。
　「標準予防策」には大原則があります。すでに耳にタコができる

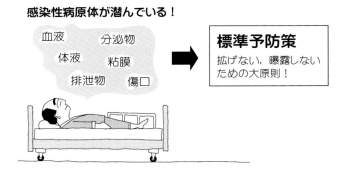

くらい聞いたことがあると思いますが，こうです。

「汗を除くすべての血液，体液，分泌液，排泄物，傷のある皮膚，粘膜には，感染性の病原体が潜んでいるかもしれない！」

この大原則に基づいて具体的に実施すべき事項が決められています（表）。つまりこれらの集合体が「標準予防策」なのです。

表　標準予防策

手指衛生
個人防護具（手袋，マスク，ゴーグル，フェイスシールド，ガウン）の装着
汚れた患者ケア器具の取り扱い
環境の維持管理
リネンの処理
患者配置
針およびその他の鋭利物の取り扱い
咳エチケット
安全な注射手技
腰椎処置におけるサージカルマスクの装着

日本でも「標準予防策」という用語はすっかり定着してきましたので医療従事者であれば一度は聞いたことがあると思います。しかし「標準予防策とは手洗いのことだ」とか「標準予防策よりも空気予防策などの感染経路別予防策のほうが難しい」などと誤解している医療従事者が多いのも事実です。これは標準予防策の本質がちゃんと理解されていないことによるものと思われます。

 標準予防策の真骨頂は個人防護具の装着でわかる！

感染対策の実施で重要なことは，「何をやるか」と「いつやるか」であると先ほど述べました。実は標準予防策は「いつやるか」の点で後述する感染経路別予防策よりも実施する際の難易度が高いので

す。ここでマスク，手袋，ガウンなどの**個人防護具**の装着のタイミングについて触れながら「標準予防策」の本質に迫ってみましょう。

　標準予防策では，個人防護具を着用するか否かの判断は医療従事者が"今から自分はどのような医療行為をするのか"，そして"その医療行為によってどのような感染リスクが生じるのか"を予測することによってなされます。すなわち標準予防策では個人防護具の装着の判断は現場のスタッフに委ねられているのです。したがって，装着の正しい判断をするためには「これから実施する医療行為」と「それに伴う感染リスク」が具体的なイメージをもって理解されていなくてはなりません。個人防護具の着用の判断を誤ると，スタッフ自身が感染曝露してしまうことになりかねないのです。

　一方，接触予防策や飛沫予防策などの感染経路別予防策では，個室隔離された病室に入室するときにガウンやマスクなどの個人防護具を装着することがルールになっていて，装着するか否かをスタッフが判断する必要はありません。「標準予防策」が高度な感染予防策であるという理由はここにあります。

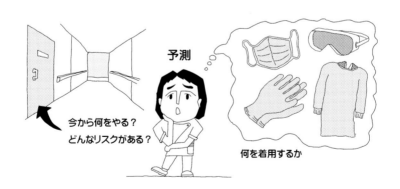

　🖐個人防護具の装着のタイミング
　　⇒標準予防策では医療従事者が決める。感染経路別予防策では入室時に装着するルールになっている。

1. そもそも標準予防策の心得とは

　それではここで，標準予防策での個人防護具の装着の判断について新人スタッフを例にお話します。

例1：患者さんの末梢静脈に留置針を挿入することになりました。このとき，内針を抜くと血液が外筒の内部から流れ出てくることがあります。そのため手指に患者さんの血液が付着する可能性に備えて手袋を装着するというのが感染予防の適切な判断です。しかし，新人のスタッフだと留置針が挿入できる静脈を探すだけで精一杯でしょう。それに静脈が見つかっても留置針を血管内にうまく挿入できるか不安です。こうしたテクニックに気を取られて，手に血液が付着してしまう危険性など考える余裕はありません。

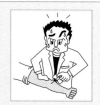

例2：救急外来に救急隊から連絡が入り，重症の交通事故患者が搬送されることになりました。かなりの出血とのことです。この患者さんの救急処置をするときには，大量の血液を浴びる可能性があるので，それに備えてガウン，手袋，マスク，ゴーグルを装着します。しかし，新人スタッフだと挿管，静脈確保，心臓マッサージ，トラッカー挿入など重症外傷患者の救命措置のことばかり考えてしまい，自分が血液を浴びる危険性にまで気が回らないのです。もちろん新人スタッフは，どの程度の血液飛散が発生するかの予測もできません。

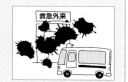

　血液・体液曝露の予測というのは十分な経験がなければできません。臨床現場での経験を積み重ねていくうちに個人防護具の着用の判断がスムーズにできるようになるのです。

　例えば，車の免許を取得したばかりの人は速度を落として慎重に

運転します。実際，初心者マークの車の後ろを運転していると，とてもゆっくり運転することになるので少し苛立ってしまうことさえあります。初心者は道路での子どもの飛び出し

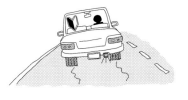

や急ブレーキのときの制動距離などの経験がないので，慣れた運転手より慎重になって運転がギクシャクしてしまうわけです。

　しかし，運転時間が増えていくにつれて道路でいろんな経験をしますから，次第に周囲の車両と同程度のスピードでスムーズに運転できるようになったり，飛び出しを警戒して適切な場所で減速できるようになります。これは路上での経験によって様々なことが予測できるようになり，迅速かつ正確に対処する自信がつくからです。このように経験を積むことによって，その先にある"かも知れない"事態に対して予知行動できる能力が身についていくのです。

　学校を卒業したての医師や看護師に「標準予防策を遵守しましょう！」と啓発したところで，彼らは何をすればよいかわからず，ただ戸惑うばかりです。経験不足の彼らには，これから行う医療行為の先にどんな感染リスクが待ちかまえているのか，全くわからないからです。したがって，どのような状況でどのような血液曝露が発生しうるのかを具体的に教え込み，病棟や外来などの現場で一つ一つの医療行為に伴って起こりうる曝露を叩き込んで，繰り返し個人防護具を装着する経験を積んでもらうことが大切なのです。

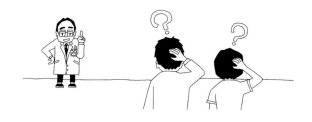

1. そもそも標準予防策の心得とは

Column ❶ CDC ガイドライン

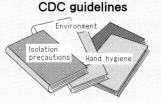

　CDC は数多くのガイドラインを公開しています。手指衛生，環境制御，消毒・滅菌，透析，結核，造血幹細胞移植，院内肺炎など，その扱う内容は広範にわたります。しかも驚くべきことに，これらのガイドラインはお互いに矛盾することなく，感染対策の全体を構築しているのです。ガイドラインは極めて多くのエビデンスに基づいて作成されており，勧告ではエビデンスレベルと勧告の強さが明示されています。

　日本の多くの病院が CDC ガイドラインの影響を受け，ここ 20 年ほどで日本の院内感染対策は大きく変化しました。これにより過去には正しいと思われて実施されていたことが中止され，逆に，正しくないと思われていたことが実施されるようになったこともあります。

　例えば，昔は手術室では床の清潔を保つことが大切であると信じられていて，スリッパを履いて手術室に入っていました。現在では手術室の床は手術部位感染の原因とはならないのでスリッパは撤廃されるようになってきています。尿道留置カテーテルや人工呼吸器回路は，かつては定期的に交換されていましたが，現在はトラブルがなければ交換しないという方針がとられています。このような感染対策の変化は CDC ガイドラインの影響を強く受けたことによるものです。

- 医療施設における手指衛生のためのガイドライン
- 医療施設における環境感染制御のためのガイドライン
- 隔離予防策のためのガイドライン：医療現場における感染性微生物の伝播の予防
- 医療従事者における感染制御のためのガイドライン
- 医療関連肺炎防止のためのガイドライン
- 手術部位感染予防のためのガイドライン
- 血管内カテーテル由来感染の予防のためのガイドライン
- 造血幹細胞移植患者の日和見感染予防のためのガイドライン
- ノロウイルス集団感染の対応と予防のための改定ガイドライン
- カテーテル関連尿路感染予防のためのガイドライン
- 医療施設における結核菌伝播の予防のためのガイドライン
- 医療施設における多剤耐性菌の管理のためのガイドライン
- 医療施設における滅菌と消毒のためのガイドライン　　など

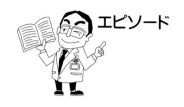

さて,ここでは標準予防策を実践するための努力をする上で「障壁となったエピソード」や「信じられないようなエピソード」をいくつか紹介したいと思います。

 ❶安全装置付き静脈留置針〜苦労話

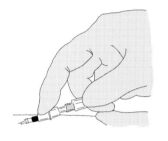

末梢血管に挿入する留置針には安全装置付きの器具が利用されています。安全装置には**アクティブタイプ**と**パッシブタイプ**があります。アクティブタイプは使用者が安全装置を能動的に作動させなければならず,作動し忘れると**針刺し**が発生することがあります。それを避けるためにパッシブタイプが開発されました。パッシブタイプでは静脈を確保した後に内針を抜去すると,使用者が何もしなくても自動的に安全装置が作動して針刺しを防ぐことができます。安全装置の作動し忘れによる針刺しが発生していることから,最近ではパッシブタイプが好まれています。人間の社会では,能動的なアクティブタイプが好まれますが,安全装置付き静脈留置針の世界では受動的なパッシブタイプのほうが好まれるというわけです。

☞安全装置の世界:アクティブタイプ<パッシブタイプ
　人間の世界:アクティブタイプ>パッシブタイプ

さて,ここからが浜松医療センターで静脈留置針をアクティブタイプからパッシブタイプに変更したときの苦労話です。当時導入し

1. そもそも標準予防策の心得とは

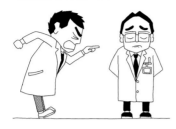
元に戻してくれぇ～っ！

たパッシブタイプの静脈留置針は使用手順が安全装置のない従来品と全く同じだったので，使い勝手については問題なくスタッフは全員受け入れてくれると思っていました。ところが実際はパッシブタイプに変更してみると苦情が相次いだのです。

「針のキレが悪くなった」「今まで簡単に刺せたのに，新しい針では何度も失敗して患者さんに申し訳ない」「従来のものに戻してほしい」などの苦情を医師や看護師から頻繁に受け，医局会でもクレームが噴出しました。この変更は職員みんなのためと信じ，苦情の嵐にも半年ほど耐え続けました。すると，スタッフも次第に新しい針に慣れたせいか，苦情は徐々に減ってきて今では全くありません。もし今，従来品に戻したとしたら逆に暴動が起こるかもしれません。

何事も新しい変化があると必ず抵抗勢力が出てきます。それに耐えられなくて，すぐに対応を元に戻してしまっては前には進めません。人が物事に慣れるためには時間が必要です。新車を買った人は新車に慣れるまでは運転しにくいものです。十分に考え抜いて購入したはずの新車は今まで乗っていた車よりも優れているはずなのに，それでも最初は運転しにくいものです。しかし，誰もがそのことを知っているので慣れるまで耐えることができるわけです。運転しにくいからといって購入した翌日に車をディーラーに返品する人はいませんね。

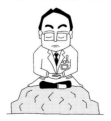
忍耐の先に進化がある！

院内感染対策も同じです。一旦変更を決めたら，みんなが新しいやり方に慣れるまでは，たとえその間に苦情が噴出しようと辛抱強く耐え続ける覚悟を決めなければ進化はできないのです。

❷ 針刺し（1）〜信じられない話

　苦労してパッシブタイプの静脈留置針を導入した後のことです。安全装置の構造上，絶対に針刺しは発生しないと思っていたのに発生してしまったのです。私は信じられませんでした。
　当事者に事情聴取すると，「安全装置がどのように作動するのかを知りたくて，針の先端を素手でいじっていたら刺してしまった」と言うのです。針刺しは偶発的に発生してしまうことはあっても，わざわざ自分から針刺しをするような人がいるなんて夢にも思いませんでした。
　針刺し防止の啓発が必要であることはわかっていましたが「意図的に針刺しするな！」なんてことまで啓発する必要があるのでしょうか。料理教室で「魚を包丁でさばくときに，みなさんの指までさばいてはダメですよ！」なんて指導することはありませんね。常識はわきまえてほしいと思うのですが，人は時として想定外のとんでもない事をしてしまいますから，あらためて針刺し防止について考えさせられた事例でした。

❸ 針刺し（2）〜いつでも発生しうる話

　もう1つ針刺しの例を紹介します。パッシブタイプといっても，それは使用した直後に装置が作動するような構造になっていますから使用中に作動することはありません。作動してしまうと針の挿入ができなくなってしまうからです。

この事例では,血管への針の挿入がうまくいかず,同じ針で何度も穿刺をしていたのです。その間,安全装置は作動しないようずっと我慢していました。作動してしまうと,その留置針はもう使えなくなるからです。そのような状態で何度も穿刺しているうちに針刺しが発生したのです。早く血管確保をしなければという焦りの気持ちが招いてしまった針刺しでした。

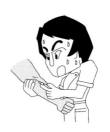

こうしたことは臨床現場では十分にあり得ます。この事例から安全装置付き静脈留置針を導入するだけでは針刺しは防げないと学びました。たとえ安全装置付き静脈留置針であっても針刺ししてしまう状況があることを啓発しておくことが大切なのです。

 ❹**針刺し(3)~自分だけではなく,他人も守って!**

すべての鋭利物が安全装置付きということはありません。注射器やメスなどは危険なままです。そのため鋭利物を使用したら,その場で**耐貫通性廃棄容器**に廃棄することが大切なのです。

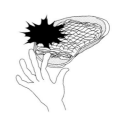

以前,こんなことがありました。医師が処置室にて中心静脈カテーテルを患者さんに挿入するときの話です。このとき注射針などの鋭利物を使用しますが,使用後に廃棄する耐貫通性廃棄容器を処置室に持ち込んでおらず,処置後は膿盆に鋭利物とガーゼをいっしょに入れておいたのです。その結果,それを廃棄する看護師がガーゼの中に隠れていた注射針で針刺しをしてしまいました。

このケースでは病室に**携帯用耐貫通性廃棄容器**を持ち込んでおき,

使用後の針をその場で容器に廃棄していれば針刺しは発生しなかったでしょう。針刺しに無頓着であることは自分だけではなく，他の医療従事者の安全も脅かすことになるのです。この事例では医師だけでなく針刺しをしてしまった看護師も耐貫通性廃棄容器をあらかじめ準備しておかなかったことが問題であったと思われます。

　針および鋭利物の取り扱いも**標準予防策**として行うべき事項です。針刺しによる血液曝露がいかに生命を脅かす重要な出来事であるかを周知させることが大切なのです。

 ❺血液曝露〜経験の積み重ねはないの？

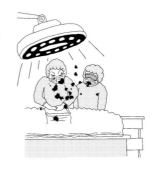

　医師2人と看護師1人が手術室で手術をしていたところ，突然，患者さんの血液が飛び散りました。この時，2人の医師は眼を守る防護具を何も装着していなかったため血液が眼に入るという血液の粘膜曝露があったとして感染対策チームに連絡が入りました。この患者さんはHCV感染者であったことから，曝露した医師2人はフォローアップの対象となったのです。看護師はフェイスシールドをしていたため曝露から身を守ることができたのです。

　記録をみてみると，この2人の医師は何と1年前も手術中に血液を眼に浴びて血液・体液曝露の報告をしていたのです。当然そのときもフェイスシールドを装着していませんでした。普通なら過去に血液曝露を経験していれば次は曝露を防ごうとするものですが，彼らは根っからの無頓着だったのか血液曝露が予測されているにもかかわらずフェイスシールドを装着しなかったのです。

ゴーグルやフェイスシールドを装着していると手術しにくいという理由で使用しないと判断したのかもしれませんが，それは感染対策としては明らかに間違っています。血液曝露があることが予測されたらゴーグルやフェイスシールドを装着するべきなのです。

　ヒトの血液を眼に浴びることは，生命を脅かしかねない感染リスクを伴う危険なことですから，防護具の装着は標準予防策としてきちんとやっていただきたいものです。

 ❻**手指衛生〜子どもの教育から**

　手指衛生を実施しないスタッフにはどの病院も頭を痛めていることと思います。手指衛生を必ず実施しているスタッフも数多くいますが，その逆に全くと言っていいほど手指衛生をしないスタッフもいます。こういうスタッフにいくら手指衛生を啓発しても馬の耳に念仏です。本来，手指衛生は習慣として身に付けておくべきもので手指衛生をしないのは子どもの頃の「しつけ」としての教育がなされていなかったことと深く関連しているのではないかと思います。

　男子トイレを使用していると，小用を済ませた後に手洗いもせずにトイレを立ち去る人がいます。公衆トイレではよくみかける光景ですが，何と病院の職員トイレでも見かけることがあるのです。トイレの後に手を洗わない人が果たして患者さんの診療の前後に手指衛生するでしょうか？　考えただけで実にゾッとする話です。

　手指衛生は，標準予防策における最も重要な対策です。しかし手指衛生をやらないスタッフに「手指衛生を！」などと勉強会や講演会などで訴えても他人事です。残念ながら医療従事者の手指衛生の不徹底は世界中の医療機関における悩み事になっています。やはり，子どもの頃からの「しつけ」としての教育が大変重要なのです。と

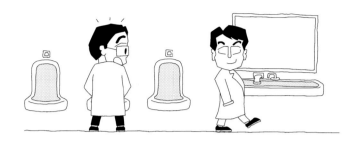

は言え，今さら子どもの頃に遡ってもらうわけにもいきません。だから厄介であり深刻な問題なのです。

しかしここで諦めるわけにはいきません。他人事を自分の事としてしっかり認識してもらえるまで根気よく，粘り強く啓発を続けていくしかないのです。「Never give up ！」ですね。

 ❼手袋の使いまわし～忙しいから交換しなくてもいい？

外来採血室では毎日，何百人という患者さんが採血をしています。医療従事者は患者さんの血液に曝露しないように**手袋**を装着します。このような手袋の装着は標準予防策として重要なことです。そして，複数の患者さんの**採血**をするときには患者さんごとに手袋を交換しなくてはなりません。

採血のときに目に見えない程度の微量の血液が飛び散って，手袋の表面に付着したとします。手袋を交換せず次の患者さんの血管を探しているうちにその血液が患者さんの腕に付着してしまいます。そこを軽くアルコール消毒しただけで針を血管内に挿入してしまうと感染するかもしれません。もし前の患者さんが HBV 感染者であれば次の患者さんの体内にウイルスが入り込んでしまうのです。

同じ手袋で複数の患者さんの採血を実施することは，血液媒介病

1. そもそも標準予防策の心得とは

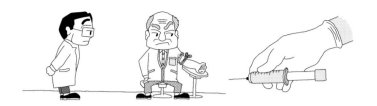

原体からスタッフを守ることはできますが，患者さんを守ることはできません。しかし残念ながら，病院によっては同じ手袋で複数の患者さんの採血を実施しているのが実情です。多数の患者さんの採血を限られた時間で実施しなくてはならないので手袋を交換する時間がないというのがその理由のようです。

しかし，患者さんの安全よりも採血時間の短縮を優先するなんてことはあってはなりません。そのような病院は「当院では患者さんの待ち時間を短縮するために，感染対策のレベルを下げています」と宣言しているようなものです。待ち時間が多少長くなるとしても，安全な採血に努めるのが医療機関の義務だと思います。

> 患者さんの安全＞採血時間の短縮

エピソード　❽**マスク～敢えて曝露するの？**

インフルエンザシーズンの出来事です。発熱はないが倦怠感と食欲不振があると訴えて患者さんが受診しました。医師が現病歴を聴取すると，咳と咽頭痛が少しあるとの訴えがあったので，念のために**インフルエンザ**の迅速検査を実施したところ結果は陽性でした。患者さんの訴えが倦怠感と食欲不振であったことから，医師も看護師も**サージカルマスク**を装着せずに診療にあたってしまいました。

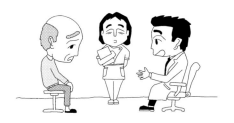

　浜松医療センターではインフルエンザの患者さんに無防備曝露（サージカルマスクを装着せずに患者さんから 2m 以内で会話をしたなど）をしたスタッフには抗インフルエンザ薬の予防投与を提供しています。そのため先ほどの医師と看護師にも予防投与を行いました。この患者さんは高齢者であり，食事がほとんど摂れず脱水傾向にあったため，そのまま入院となりました。

　そしてここからが信じられないエピソードです。入院病棟では別のスタッフが患者さんや家族に病室の説明をしたり衣類の着替えの手伝いなどをしますが，このときの担当スタッフは患者さんがインフルエンザに罹患していることを知っていながらサージカルマスクをせずに濃厚接触していたのです。そのため，無防備曝露があったとして抗インフルエンザ薬を希望してきました。

　標準予防策としては，実施する医療行為とそれに伴う血液・体液曝露を予測して個人防護具を装着しなければなりませんが，倦怠感と食欲不振で無熱の患者さんがインフルエンザであったという予期せぬ曝露は常にありえます。しかし，患者さんがインフルエンザに感染していることを知っていながら，サージカルマスクも着用せずに患者さんに接したこのスタッフの行為は理解できません。これでは，わざわざインフルエンザに曝露しにいったようなものです。このスタッフに

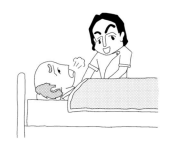

も予防投与を実施しましたが，後日，個人防護具の適切な使用について納得するまで言い聞かせたことは言うまでもありません。もちろん，この場合，患者さんへの咳エチケットが必要であることも申し添えておきました。

 ❾**咳エチケット～常に啓発が必要！**

　インフルエンザの流行期には咳エチケットのポスターがあちらこちらに掲示され，マスコミや行政も**咳エチケット**を啓発しています。それにもかかわらず，外来待合室では高熱や咳があっても，マスクをせずに他の患者さんの近くで待っている人がいます。

　彼らは咳エチケットについては聞いたことはあるかもしれませんが，咳や発熱があっても，自分には関係のないことだと思っているようです。決して悪意はなく，ただ自分には関係ないと思っているだけなのです。その証拠に，「マスクを着けていただけませんか？」とお願いすると，快くマスクをしてくれます。

　咳エチケットは患者さんや同伴者が自発的に実施すべきことですが，実施する必要があることに彼らは気づいていないことがあります。発熱や咳がありそうな患者さんには医療従事者のほうから近づいて行って，マスクをしてもらうように依頼することも大切です。

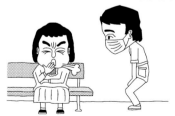

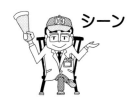 シーン

標準予防策が必要とされる臨床場面は数多くあります。ここでは，いつでも発生しうる状況をシーンとしていくつか提示したいと思います。

 ❶麻疹～患者さんの動線すら気になる

20歳代の麻疹の患者さんが発熱と強い倦怠感にて入院が必要となり，診療所から入院依頼がありました。その患者さんの受け入れから病室に入院いただくまでに実施すべき標準予防策のお話です。

☞**玄関～外来診察室：**

麻疹ウイルスは感染力が極めて強く，**空気感染**する病原体です。この場合，経路別の対策として空気予防策を実施することになるのですが，同時に標準予防策も並行して適切に実施しなくてはなりません。

まず，外来待合室で待ってもらうと，他の患者さんにウイルスを感染させてしまうので待合室は利用できません。病院の玄関から外来診察室まで速やかに誘導しなくてはなりませんが，その動線も気になります。玄関や廊下ですれ違った人々に感染させる可能性があるからです。それを防ぐために患者さんには標準予防策（**咳エチケット**）としてサージカルマスクをしてもらい，他の患者さんや医療従事者に接触しないような経路で外来診察室に案内することになります。

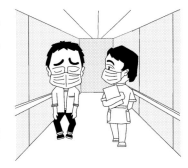

☞ **外来診察室：**

　麻疹患者の外来診察は個室で行わなければなりません。そして空気が他の診察室と共有されるような構造の診察室は利用できません。隣接する診察室に麻疹ウイルスが空気流に乗って流れていく可能性があるからです。そのため本来なら陰圧の外来がよいのですが，ほとんどの病院はそのような外来設備を持っていないので個室で対応し，窓を開けて換気することになります。

☞ **外来〜病棟：**

　診察して入院が必要であると判断されれば，今度は診察室から病室までの移動の動線が気になります。移動の最中に空気が麻疹ウイルスに汚染されるからです。一般患者や面会者が乗るエレベーターを利用してしまうと，狭い空間で麻疹患者と他の人々が空気を共有することになってしまうので他の人々と空気を共有しない動線で移動しなくてはなりません。ここでも移動中の患者さんには標準予防策（**咳エチケット**）としてサージカルマスクを着用してもらいます。

☞ **病棟：**

　病棟では空気感染隔離室を用意しなければなりません。そして空気感染隔離室では室内に医療従事者がいれば，患者さんには咳エチケットとして**サージカルマスク**を着用してもらうか，咳をするときにティッシュで鼻や口を覆ってもらいます。室内に誰もいなければ患者さんは咳エチケットをする必要はありません。

　患者さんをケアする医療従事者は麻疹の抗体を獲得していなければN95マスクを着用します。抗体を持っている医療従事者であれば空気感染隔離室に入室する際にN95マスクを着用する必要はありませんが，患者さんは咳をしているので標準予防策としてサージカルマスクを装着してもらいます。

☞ **患者さんとマスク：**

　麻疹患者はウイルスを周辺に拡散させないようにしなければなりません。したがって，患者さんが検査などで廊下を移動しなければならないときには「咳エチケット」としてサージカルマスクを装着してもらいます。これにより飛沫および飛沫核の飛散を最小限に抑えます。診察室や病室でもサージカルマスクを装着してもらいます。

　麻疹が空気感染するからといって，患者さんにN95マスクを着用してもらうことはしません。N95マスクは空気中に浮遊している病原体を吸い込まないように設計されており，感染者が病原体を口や鼻から空気中に飛散させるのを防ぐためには設計されていません。またN95マスクを装着すると呼吸が苦しくなりますから，咳や発熱のある患者さんが長時間装着することは困難です。

　そもそも **N95マスク**を適切に装着するには**フィットテスト**や**シールチェック**が必要ですが，一般の患者さんにはそのようなテストは実施できません。N95マスクは患者さんのためではなく，ケアを担当する医療従事者の感染曝露防止のために使われるものなのです。

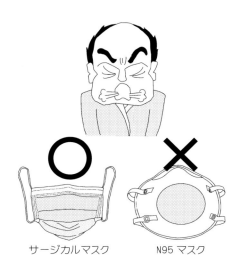
サージカルマスク　　　N95マスク

1. そもそも標準予防策の心得とは

☞ **いつでも標準予防策を！**：

　このケースは，麻疹患者さんの受診から入院までの話ですが，ここでお話ししたかったのは，経路別の対策として**空気予防策**を行うべき状況でも，必ず並行して**標準予防策**を実施しなくてはならないということです。感染経路別予防策については後述しますが，標準予防策と感染経路別予防策はセットで行うべきであることを覚えておいて下さい。

Column ❸ N95マスク

　N95マスクの「N」や「95」の意味を知っておくことは大切です。Nは「Not resistant to oil（耐油性なし）」，Rは「Resistant to oil（耐油性あり）」，Pは「Oil Proof（防油性あり）」という意味です。

　「95」はフィルターの捕集効率を示しています。マスクの捕集効率は最も捕集しにくいサイズの粒子（動力学的直径が0.3μm）に対して試験されています。この試験では，Nでは固形塩化ナトリウム，RとPでは液滴ジオクチルフタレートが用いられています。

　捕集効率が95％以上では「95」，99％以上では「99」，99.97％以上では「100」とされます。

　したがって，N95マスクは「耐油性のない，捕集効率が95％以上」ということになります。工事現場のような油分を含んだ粉塵が存在する環境下では使用することはできません。病院での感染対策だから使用できる呼吸器防護具なのです。

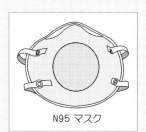

N95マスク

❷救急外来〜状況によっては個人防護具はフル装備になる

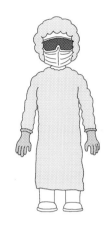

　多重交通事故で外傷を受けた複数の患者さんが救急車にて搬送されて来ました。救急外来では同時に複数の患者さんに対応すべく，複数の救急医や看護師が待ち構えていました。交通外傷ということで血液曝露が予想されたため，スタッフはガウン，手袋，ゴーグル，マスクを装着していました。

　搬送されて来た患者さんには重症の患者さんも含まれていて大量出血もみられました。一刻を争う救急処置が行われ，挿管，血管確保と採血，モニターの装着など慌ただしく救急処置が行われました。救急外来では下記のような**血液・体液曝露**が発生するので「標準予防策」として個人防護具を適切に装着する必要があるのです。

救急外来での個人防護具の必要性

- 出血を伴う患者さんの身体に触れて診療することから，スタッフの手指は確実に血液に曝露することになります。そのため，**手袋**の着用は必須です。
- 血管確保や採血のときには静脈留置針などの注射針を使用するので，針刺しが発生しやすい状況となっています。手袋を装着していても針刺しを避けることはできませんが，針が手袋を貫通するとき，針の外表面に付着している血液を拭い去ることができるので，針刺しでの血液曝露量を減らすことができます。針刺し対策としても**手袋**の着用は必須です。
- 外傷部分から動脈性出血がみられたり，大量出血があったりすると，スタッフの衣類が血液で汚染します。そのため，**ガウン**を装着します。
- 挿管では血液の混じった気道分泌物が患者さんの気道から吹き出すので，スタッフの眼，口，鼻が曝露してしまいます。そのため，**マスクやゴーグル**が必要となります。

1. そもそも標準予防策の心得とは

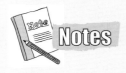

Notes ❶ 標準予防策の歴史

1970年，米国伝染病センター（National Communicable Disease Center）［現在のCDC］は7つの隔離予防策（厳重，呼吸器，防護，腸管，創部および皮膚，排膿，血液）を導入しました。この予防策は単純さが長所ではあるものの，一部の感染症では過剰な隔離が指示されてしまうという問題点がありました。

1983年，CDCはカテゴリー別隔離予防策や疾患別予防策を提案しましたが，これらには「必要以上に隔離してしまう」「診断前に病原体が拡散してしまう」などの問題がありました。

1985年，CDCは体液や血液曝露予防をすべての患者さんに普遍的に適用しようとする「普遍的予防策（Universal Precaution）」を提案

病院で使用する隔離手技，第1版，1970年
- 7つの隔離予防策（厳重，呼吸器，防護，腸管，創部および皮膚，排膿，血液）が導入された

病院における隔離予防策のためのCDCガイドライン，1983年
- 2つの隔離システム（カテゴリー別および疾患別）が提供された

普遍的予防策，1985年
- 血液・体液予防策をすべての人々に普遍的に適用する
- 目に見える量の血液で汚染されていない尿や便などは対象外

生体物質隔離，1987年
- すべての湿性生体物質を対象とする

標準予防策，1996年
- 手袋を外した後にも手洗いが必要である
- 医療従事者を感染から守るための対策である

標準予防策，2007年
- 「咳エチケット」「安全な注射手技」「腰椎処置におけるサージカルマスクの装着」が追加された
- 追加項目は患者を守ることに焦点を合わせている

図1　標準予防策の歴史

しました。これはHIV/AIDSに対応して発展した対策ですが，これによって血液・体液予防策をすべての人々に普遍的に適用するという大原則が打ち立てられたのです。しかし，目に見える量の血液で汚染されていない尿や便などには適用されないという問題がありました。

1987年，「生体物質隔離（Body Substance Isolation）」の概念が誕生し，すべての湿性生体物質を対象とした手袋装着の原則が作られました。

1996年，「普遍的予防策」と「生体物質隔離」が融合し「標準予防策（Standard Precaution）」が誕生しました。「生体物質隔離」では手袋の装着を推奨していましたが，手袋を外した後の手洗いは明記していませんでした。しかし，標準予防策では手袋を外した後でも手洗いが必要であるということが付け加えられました。

2007年，CDCは隔離予防策ガイドラインを改訂し，標準予防策に「咳エチケット」「安全な注射手技」「腰椎処置におけるサージカルマスクの装着」の3つの対策を追加しました。従来の標準予防策は医療従事者を感染から守るためのものでしたが，これらの追加項目は患者さんを守ることに焦点を合わせた対策となっています（図1）。

Notes ❷ 血液媒介病原体の針刺し後の対応

☞ HBV曝露後の対応

HBVの針刺し後の対応は「曝露者（受傷者）がHBs抗体を保持しているか否か」「曝露者にHBVワクチンの接種歴があるか否か」で決まり，曝露した医療従事者がHBs抗体を保持していれば（≧10mIU/ml），HBVに感染する危険性はないので，特に処置は必要ありません。

HBs抗体を保持していない場合（＜10mIU/ml）には，HBVワクチンの接種歴の有無によって対応が異なります。HBVワクチンが未接種もしくは接種回数が1コース（0-1-6ヵ月の3回接種）のみであれば，曝露後24時間以内にB型肝炎免疫グロブリン（HBIG：hepatitis B immune globulin）を投与して，HBVワクチンの1コースを追加します。HBVワクチンの2コースの既往があれば，HBIGを曝露後24時間以内および1ヵ月後の2回投与します（図2）。

☞ HCV曝露後の対応

HCVの針刺し後では特に推奨される予防治療はないため，HCV曝露後はフォローアップのみです。この場合，最初に曝露者のHCV抗体お

1. そもそも標準予防策の心得とは

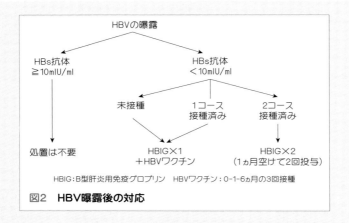

図2　HBV曝露後の対応

およびGPT（ALT）のベースライン検査を実施し，HCV抗体およびGPT（ALT）によるフォローアップ検査（4～6ヵ月後）を施行します。HCV感染の早期診断のためにHCV RNA検査を4～6週間目に実施します。

☞ HIV曝露後の対応

HIVの針刺し後には「エムトリシタビン（FTC）＋テノホビル（TDF）＋ラルテグラビル（RAL）」の3剤レジメが用いられます。このレジメは，抗ウイルス効果が強力であり，曝露者が内服しやすく，薬剤の相互作用が少ないからです。また，妊婦にも用いることができます。これらは曝露後，迅速に開始して4週間継続します。

「FTC＋TDF＋RAL」以外の組み合わせも状況に応じて用いることができます。TDFは腎毒性がみられることがあるので，腎疾患を持っている人にはジドブジン（ZDV）をTDFの代替として用いることができます。RALの替わりに「ダルナビル（DRV）＋リトナビル（RTV）」などを用いることもできます。

HIV曝露後は，HIV抗体の陽性化を監視するためにフォローアップ検査を実施します。現在のHIVのスクリーニング検査は第4世代HIV検査（HIV p24抗原とHIV抗体の同時検査）となり，ウインドウピリオドが1ヵ月以内と短くなりました。それに伴って，フォローアップ期間も6ヵ月から4ヵ月に短縮されました。ただし，HIVとHCVの両方に感染している患者さんに曝露して，HCVに感染した医療従事者にはHIVのフォローアップを曝露後12ヵ月後まで延長します。

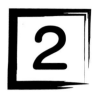

2 手指衛生の肝
簡単なことが一番むずかしい

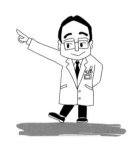

 手洗いは挨拶と同じ！

　簡単なことが一番むずかしいというのはよくあることです。例えば「挨拶」です。朝，職場で同僚に会えば「おはようございます」，帰りには「さようなら」「お疲れ様でした」などと声をかけ合うものです。しかし中にはこうした挨拶ができない人がいます。

　病院の廊下で会っても無言で過ぎ去っていくスタッフ，待合室などで担当の患者さんやその家族を見かけても，無言でスーっと行ってしまうスタッフを見かけると何か寂しくなります。それではいけないと「声がけ，あいさつ運動」を実施している病院もあります。挨拶をすること自体は簡単なことなのですが，それをみんなで足並みそろえて実践するとなると，意外にむずかしいようです。むずかしいからこそ運動として盛り立てるのでしょう。

　手洗いもそれに似たところがあります。なかなか手洗いしてもら

2. 手指衛生の肝～簡単なことが一番むずかしい

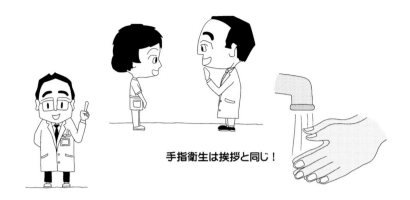

手指衛生は挨拶と同じ！

えないので「手洗い運動」で盛り上げるわけです。

　手洗いすること自体は簡単なことです。手洗い場に行って石鹸と流水で手を洗えばよいのですから。アルコール手指消毒薬で手指を消毒しても構いません。そんなに骨の折れる仕事でもないし，時間もかからないはずなのに，それでも手洗いをしてもらえないのです。簡単なことなのに…。

☞手洗いは，手技は簡単！実践は困難！⇒「 手洗い運動」

 手洗いあれこれ

　ここで，手洗いについて少し整理してみたいと思います。

　手洗いには「**日常的手洗い**（social handwashing）」「**衛生的手洗い**（hygienic handwashing）」「**手術時手洗い**（surgical handwashing）」の３つがあります。

☞**日常的手洗い：**

　「日常的手洗い」は食事の前や排便・排尿後などに家庭や社会生活において行われる手洗いです。「社会的手洗い」とも訳されてい

ます。この手洗いは手の汚れを物理的に洗い落とすことが目的ですが，実際は形式的に行われていることも少なくありません。

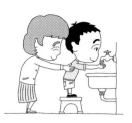

例えば，母親が子どもに「○○ちゃん。トイレの後には手洗いしてね。手を濡らすだけでもいいから洗ってね」などと言うことがあります。このような親の指導は単なる形式的な手洗いを促しているだけですが，「しつけ」ということでは十分意味があります。

地下鉄などのトイレには石鹸が設置されていないので流水のみの手洗いしかできないところが数多くあります。しかも手洗いした後にはペーパータオルや温風手指乾燥機が設置されていないので，自分のハンカチで手の水分を拭き去っています。

ハンカチは毎日交換したとしても1日に何度も使います。しかも使わないときは埃の溜まったポケットやバッグの中に仕舞い込まれていますからハンカチは当然汚れます。どんなにしっかり手洗いしても汚れたハンカチで手を拭けば，また汚れてしまいますね。

このように形式的な手洗いで済むのが「日常的手洗い」です。これに対し病院で行うのが次に述べる「衛生的手洗い」です。この2つは大きく異なることをまず知っておく必要があります。

一般の人々であっても病気になって，外来通院や入院するようなことになれば，「衛生的手洗い」を実施してもらう必要があります。

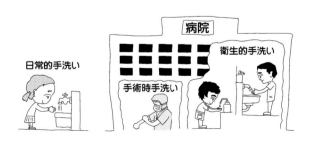

2. 手指衛生の肝〜簡単なことが一番むずかしい

病院に面会に来る人も同様です。病院の中では「日常的手洗い」は通用しません。面会の前に「衛生的手洗い」してから面会するように啓発することが大切です。

> ☝病院に「日常的手洗い」を持ち込まない。

☞ **衛生的手洗い：**
「衛生的手洗い」は病院の中で行われる手指衛生のことであり，**石鹸と流水**または**アルコール手指消毒薬**にて行われます。「衛生的手洗い」は基本的にアルコール手指消毒薬が優先されます。
　その理由には
- アルコール手指消毒薬は石鹸と流水よりも殺菌効果が高い。
- アルコール手指消毒薬に保湿剤が入っていれば石鹸と流水よりも手荒れが少ない。
- アルコール手指消毒薬は石鹸と流水よりも短い時間で手指衛生ができる。
- 石鹸と流水による手洗いは水道設備のある場所まで行かなくてはならないが，アルコール手指消毒薬はどこでも配置できるため場所を問わない。

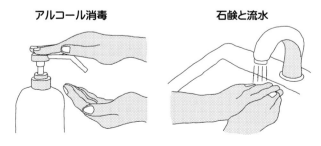

衛生的手洗い

アルコール消毒　　　　石鹸と流水

といったものがあります。

> 👆衛生的手洗いの基本＝アルコール手指消毒

したがって，基本的にはアルコールによる手指消毒を実施しますが，以下のような状況では石鹸と流水で手洗いをします。
- 手が視覚的に見て汚れているか蛋白性物質で汚染されている（手に汚れが残っている状態ではアルコールの効果が減弱する）。
- ノロウイルス胃腸炎の患者さんをケアした（**ノロウイルス**はアルコールに抵抗性を持っているので石鹸と流水で洗い流す）。
- **クロストリジウム・ディフィシル**の患者さんをケアした（クロストリジウム・ディフィシルは**芽胞**を形成しているのでアルコールでは死滅しない。石鹸と流水で洗い流す）。
- 手指が炭疽菌で汚染した（炭疽菌の芽胞はアルコールで死滅しない。石鹸と流水で洗い流す）。

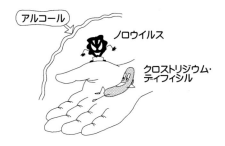

このとき大切なことは，石鹸と流水で手洗いしたあとに，アルコール手指消毒をしてはならないということです。そのようなことを頻繁に行うと手が荒れてしまうからです。「石鹸と流水での手洗い」か「アルコール手指消毒」かのどちらかを選択するのであって，両方とも実施してはいけません。

2. 手指衛生の肝〜簡単なことが一番むずかしい

アルコール手指消毒の正しい手順

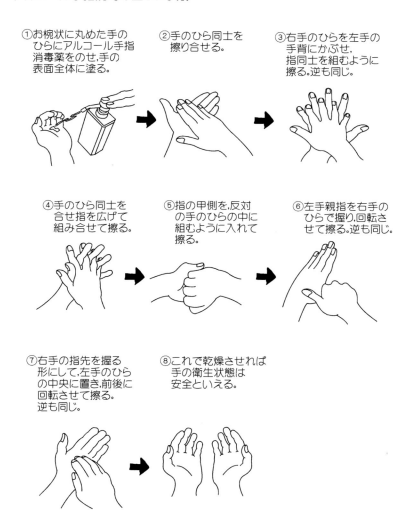

☞ **手術時手洗い**：

「手術時手洗い」は手術前に行われる最も水準の高い手洗いです。過去にはブラシを用いて，洗浄剤を含んだ消毒薬で5分以上もゴ

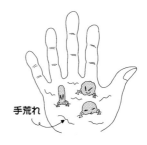
手荒れ

シゴシと手洗いをしていました。しかし，そんなことをすると手荒れが悪化し，手に付着する細菌数が増えてしまうのです。現在は**アルコール手指消毒**を5分未満で実施しています。

　手術時手洗いではアルコール手指消毒の前に石鹸と流水にて手指の汚れを洗い流します。そして，クロルヘキシジンやベンザルコニウムなどの**残留活性**のある消毒薬を含有したアルコールを用います。アルコール単独では持続性がないため長時間の手術には向かないからです。

> ☞手術時手洗い⇒ブラシでゴシゴシは禁止！
> 　　　　　　⇒手に優しく，残留活性のあるアルコール手指消毒を！

　既に述べたように「石鹸と流水での手洗い」と「アルコール手指消毒」の両方を実施すると手荒れを増悪させるのですが，これは「手術時手洗い」でも例外ではありません。

　そのため複数の手術を連続して実施する医師や看護師は，最初の手術の前には石鹸と流水で手洗いして手の汚れを取り除き，その後に残留活性のある消毒薬を含んだアルコール手指消毒薬で手を消毒します。そして，次の手術のときには石鹸と流水の手洗いをせずに，残留活性のあるアルコール手指消毒薬のみを使います。このような対応によって手荒れを防ぐようにWHOは勧告しています。

Column 指輪と付け爪

　一般の人々で付け爪をしている人は多いと思います。アートネイルを楽しんでいる人もいます。しかし，付け爪をつけている医療従事者は自然爪の医療従事者に比べて，指先に細菌が潜んでいる可能性が高いことは知っておいてください。これは手洗いの前であっても，後であっても，付け爪のほうが多いのです。

　米国の新生児集中治療室にて緑膿菌感染のアウトブレイクが発生したことがあるのですが，このときは長爪の看護師と長い付け爪の看護師が指先に緑膿菌を保有していたことが関連していました。

　長い爪や付け爪のみならず，指輪も感染対策においては問題があります。指輪の下の皮膚には極めて多くの細菌がいるからです。指輪の数が多いと，細菌数が多くなることも明らかになっています。集中治療室や手術室などでハイリスクの患者さんに直接接触する場合には，指輪や付け爪を装着しないのが感染対策の基本です。

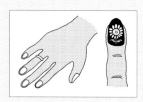

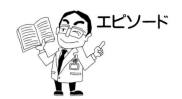 ここでは手指衛生についての興味深いエピソードを紹介します。

❶重度精神遅滞の施設での赤痢のアウトブレイク
～手指衛生ができない状況ではどうなるか？

　平成10年8月～12月に重度精神遅滞児収容施設で赤痢のアウトブレイクが発生しました。園生18人と施設職員3人が感染しましたが，園生3人は治癒後に再感染しました。まだ感染している園生から治療で治った園生への赤痢菌の伝播が起こったのです。

　園生には行動障害がみられ，手洗いの実施が不可能でした。また，園生の介護のために職員は密に接する必要があり，園生の指が職員や他の園生の口に突発的に接触してしまうこともあったのです。

　このような環境（重度精神遅滞児収容施設，精神科病院，認知症施設など）は手指を媒介して伝播する病原体に極めて脆弱であることが知られています。手洗いができない環境では感染のコントロールは極めて難しいのです。

> ☞手洗いができない環境⇒感染制御が難しい。

❷手洗い場がカルテ置場に～手指衛生の無理解者がたどり着くのはここだ！

　古い話になりますが，手指衛生の重要性を理解していない医師がいました。彼は「もっと手指衛生を容易にできる状況を作り出してほしい」とずいぶん身勝手なことを常々言っていました。病室の入

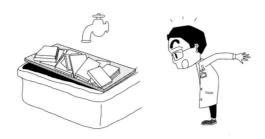

り口にアルコール手指消毒薬が設置してあっても,使う気にならないと言うのです。病室に入る時にアルコールが勝手に手に塗布される夢のような手指衛生システムが欲しかったようです。

その医師の外来には様々な資料があふれていました。しかも事もあろうに診察室の手洗い場の上にまで板を敷いて物を置けるようにしてしまい,手洗い場として使えなくしていたのです。

手指衛生の重要性を理解していない医療従事者には「手指消毒が大切です!」と何度叫んでも,全く効果はないことを痛感した事例でした。ただ,患者さんの診察の前の手指衛生は実施しないその医師も自分の食事の前には手指衛生はちゃんとやっていたようです。自分にかかわる時だけ手指衛生を重視するなんて医療従事者としては失格です。

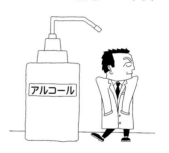

👉 手指衛生の重要性を理解していない医療従事者⇒感染対策の難敵!

エピソード **❸ ポビドンヨードの手洗い～手術室と病棟を一緒にしない!**

15年ほど前の話になります。その頃,医療施設で使う最強の手指消毒薬と言えばポビドンヨードでした。手術時の手指消毒にはポ

ビドンヨードが使用されていたからです。

　当時の消毒薬の殺菌力の序列は「ポビドンヨード＞アルコール＞薬用石鹼＞普通石鹼」という順番でした。そのため，新生児集中治療室の感染対策でもポビドンヨードで手指消毒するように求められていたのです。ポビドンヨードは最も手荒れを引き起こしやすい消毒薬であるにもかかわらず，毎日頻回に使っていたため新生児集中治療室のスタッフの手の皮膚はボロボロでした。手術室での手洗いを新生児集中治療室に持ち込んだ結果，こうした事態になってしまったのです。

　手術室では手術の前に手指消毒するわけですから消毒回数は1日数回です。一方，病棟業務では複数の患者さんに頻回に接触しますから手指衛生の回数は1日数十回にのぼり，手術室での手指消毒に比べてその回数は桁違いに多いのです。したがって，手術室で使う消毒薬を病棟業務に持ち込んでしまうと，**手荒れ**の問題が起きてしまうわけです。

　現在は感染対策が進化し，新生児集中治療室を含む病棟の業務では，手荒れの少ないアルコール手指消毒薬が推奨されています。

手指消毒回数の違い

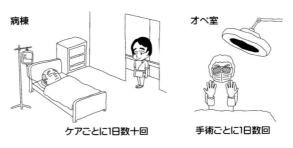

病棟　　ケアごとに1日数十回　　　　オペ室　　手術ごとに1日数回

> 病棟の手洗いは1日数十回，手術室の手洗いは1日数回
> ⇒手荒れが起きるリスクが全く違う。

❹石鹸と流水の手洗い後のアルコール手指消毒
～やりすぎは事態を悪化させる

　2002年，CDCが「医療施設における手指衛生のためのガイドライン」を公開し，それによって石鹸と流水による手洗いよりもアルコールによる手指消毒のほうが有用であることが，日本の医療機関にも周知されるようになりました。

　このガイドラインでは基本的に手指衛生はアルコール手指消毒薬で行い，手指が蛋白物質などで汚れている場合には石鹸と流水による手洗いをするように記載されていました。

　ところがここに混乱の種があったのです。アルコールのほうが石鹸と流水よりも殺菌効果が強いため手指の衛生状態は「アルコール＞石鹸と流水」の順になると受け止められてしまい，石鹸と流水の手洗いでは不十分なのでアルコール手指消毒を追加する必要があるという誤解が生じてしまったのです。しかし，そのようなことをすれば手荒れがひどくなるだけです。「アルコール」もしくは「石鹸と流水」のどちらか一方を行えばよいのであって，両方とも実施する必要はないということを強調しておきたいと思います。

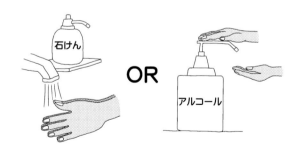

　　　石鹸と流水の手洗い or アルコール手指消毒＝手指衛生
　　　石鹸と流水の手洗い and アルコール手指消毒＝手荒れ

❺米国の手術室の手洗い
〜いい加減に見えて，実は最先端！

　若い外科系医師が米国の病院に2週間ほど短期留学に行ってきました。手術にも参加したらしく帰国後にその感想を聞いてみると，彼はこう言ったのです。「手術は素晴らしかったのですが，手術時手洗いにビックリしました。アルコールをちょっとつけるだけでブラシをまったく使わないんです。あんないい加減な手洗いをするなんて信じられない！」と。

　彼の留学はCDCが「医療施設における手指衛生のためのガイドライン」を公開した直後だったので，私はその留学先の病院がCDCガイドラインをちゃんと実践していることに気づきました。そこで彼に「最近のCDCガイドラインでは石鹸と流水で手洗いした後にアルコール手指消毒薬を5分未満塗布することを推奨しているんだよ。これにより手荒れを防いで感染を減らそうとしているんだ。だから米国ではブラシはもう推奨されていないんだよ」と説明したことを覚えています。

　彼は少し驚いていたようですが，自分がいい加減だと思ったことが，実は最先端の手洗いであったことに気づいたわけです。もし，CDCガイドラインを知らなかったら，きっと私も彼の意見に賛同していたことでしょう。

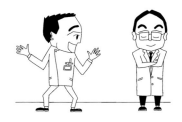

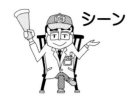 ここでは昔懐かしい「手術時手洗い」の手順や手指衛生とアウトブレイクの関連をシーンとして紹介します。

 ❶手術時手洗い〜よかれと思ってやったことが，仇になって！

良かれと思って親切心でやったことが仇になってしまうのはよくあるものです。感染対策においてもたくさんあります。患者さんにとって良かれと思って行ったことが，むしろ有害であったというケースがあるのです。例えば一昔前の手術前の手洗いがそれです。

手術中に手袋に孔があいてしまうと手に付着している微生物が患者さんの体内に移ってしまいますから，それを防ぐために外科医は一生懸命に手洗いをします。手指の常在菌ですら手術患者さんには感染症を引き起こすので，皮膚の小さな皺や毛穴に潜んでいる微生物すべてを除去・殺菌するために，指先から肘までポビドンヨードをブラシにつけてゴシゴシと洗っていたのです。

ところが，そんな手洗いは前腕にたくさんの傷をつけてしまい，そこでは微生物が増殖することが明らかになったのです。患者さんのために一生懸命やってきたことが，実は患者さんには有害であったわけです。これにより手術時手洗いに大きな変革が起きました。

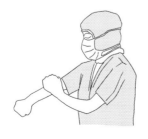 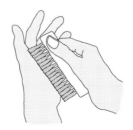

ではここで今となっては懐かしいブラシとポビドンヨードによる手術時手洗いを紹介しましょう。現在も相変わらず，このような手術時手洗いを行っている医師がいるようですが…。

昔の手術時手洗い
❶ブラシを手に取って，指先から肘までを滅菌水で濡らす。
❷ポビドンヨード含有の手指消毒薬をブラシに注ぎ，指先から肘に向かってゴシゴシと洗い昇る。これを左右の前腕で繰り返す。その後，ブラシおよび手指〜肘までを滅菌水で洗い流す。この過程を2回実施する。
❸再び，手指消毒薬をブラシに注ぎ，指先から肘に向かってゴシゴシと洗い昇るが，今度は前腕の真ん中あたりで止める。そして滅菌水で前腕の真ん中あたりまでを洗い流す。
❹滅菌タオルで指先から肘に向かって水分を拭き取る。このとき清潔にした手指が滅菌タオルの使用済みの部分に接触しないようにする。
❺手術着と手袋を装着する。

このようなブラシとポビドンヨードを用いた術前手洗いには様々な問題点があります。まず滅菌水が用いられている点です。

滅菌水だからといって細菌は含まれていないと考えるのは誤りです。確かに，滅菌水を作成した直後には細菌はいないでしょう。しかし時間が経過すれば，貯水タンクに貯蔵された滅菌水に細菌が混入してくる可能性があるのです。滅菌水には塩素が含まれていないので細菌の混入があれば滅菌水は汚染してしまいます。そのため，ときどき，滅菌水の細菌検査を実施しなくてはなりません。

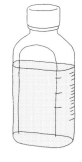
滅菌水

👉貯水タンクの中の滅菌水は滅菌ではない。滅菌だった水である。

皮膚をブラシで擦ることによって，皮膚に微小な傷が多数発生し，表皮ブドウ球菌やバチルス菌のような細菌に繁殖の場を与えてしまうのです。皮膚の隅々に潜んでいる細菌をブラシで除去してやろうという努力が仇になって，むしろ，ブラシによって細菌に増殖の場を与えていたのです。

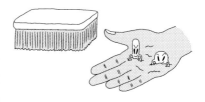

> ☞皮膚をブラシで擦る⇒細菌に増殖の場を与える。

今度はアルコール手指消毒薬を用いた新しい手術時手洗いを紹介します。

> **今の手術時手洗い**
> ❶石鹸と流水で指先から肘までを洗い流す。この時，普通石鹸でも構わないが，必ず液体石鹸を用いる。流水は滅菌水の必要はなく，水道水でもよい。
> ❷ペーパータオルで指先から肘までの水分を拭き取る。滅菌ペーパータオルの必要はない。
> ❸クロルヘキシジンもしくはベンザルコニウムのような消毒薬を含有したアルコールで指先から肘まで擦り込む。この時間は5分未満とする。
> ❹乾いてから手術着と手袋を装着する。

この術前手洗いで用いる水道水には塩素が含まれています。そのため滅菌水のように細菌の繁殖の場になることはないのです。

最終的にはアルコールで手指消毒するので石鹸と流水での手洗いの後のペーパータオルは滅菌されていなくても構いません。一般的なペーパータオルで十分です。また，ブラシを使用しないので手荒れが減ります。これは感染対策上，大変重要なことです。

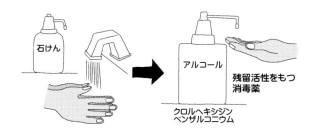

　手術時手洗いで使用するアルコール手指消毒薬には，必ず残留活性のある**クロルヘキシジン**や**ベンザルコニウム**のような消毒薬を含んだものでなくてはなりません。病棟業務では1回の患者ケア時間が短く，手指消毒できる機会が頻回に与えられるのでアルコールのみの製剤で構いませんが，手術時手洗いの後には手袋を装着して長時間の手術に入りますから，残留活性のないアルコールだけの消毒薬では手術中に手袋の中で**皮膚常在菌**が繁殖してしまうからです。

> ☞手術室のアルコール手指消毒薬
> 　⇒クロルヘキシジンもしくはベンザルコニウムを含有したもの。

❷ノロウイルス胃腸炎のアウトブレイク
〜患者さんの手洗いの大切さ

　冬のある日，病棟内で複数の患者さんが嘔吐と下痢をしました。ノロウイルスが市中で流行していた時期であり，患者さんの1人の便がノロウイルス検査で陽性であったことからノロウイルスのアウトブレイクと判断しました。

　まず，ノロウイルス胃腸炎がどの程度拡がっているかを確認するために，下痢と嘔吐の両方，もしくはどちらかがみられる患者さんをすべて洗い出したところ，8人の患者さんが確認されました。

そこで，これらの患者さんの発症日と病室を確認してみると，発症した日は4日間に集中していましたが，大部屋の患者さんのみならず，個室の患者さんにもノロウイルス胃腸炎がみられました。

このように病室は大部屋から個室までいろいろでしたが，寝たきりの患者さんや自分で歩くことのできる患者さんでの発症はありませんでした。下痢と嘔吐がみられたのは，車椅子を使用する患者さんだけだったのです。

車椅子の患者さんだけが発症していることから，共通する感染源として車椅子用トイレを疑ってトイレの手すりや便器などを次亜塩素酸ナトリウムで消毒しました。その結果，ノロウイルスのアウトブレイクは収拾されたのです。

車椅子の患者さんの多くには認知症があり，そのためトイレの後の手洗いが不十分になっていたのです。トイレは下痢や嘔吐の患者さんが頻繁に利用するエリアですから，ノロウイルスで最も汚染しやすいわけです。特に手すりやドアノブといった**手指の高頻度接触表面**がノロウイルスで汚染されている可能性が高く，そこに患者さんが触れた後に手洗いが不十分なまま食事することによってアウトブレイクが発生したのです。

ノロウイルス対策では手洗いが最も重要な感染対策です。認知症

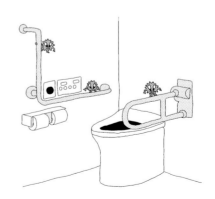

や精神的な疾患の影響で手洗いが不十分になってしまう患者さんについては，手洗いの監視が必要ですし，環境（特に，「手指の高頻度接触表面」）の**次亜塩素酸ナトリウム**による消毒が大切なのです。

❸ NICU での MRSA のアウトブレイク
～手洗いのタイミングは？

　某病院の新生児集中治療室（NICU：neonatal intensive care unit）で MRSA のアウトブレイクが発生しました。普段は月に 0 〜 1 人の割合で MRSA が検出されることはわかっていましたが，その月は 8 人の新生児から MRSA が検出され，アウトブレイクと判断したのです。幸い発症者はなく保菌のみが確認されました。

　さて，アウトブレイクが発生したわけですから，まず MRSA の感染経路を遮断して，さらなる保菌者もしくは発症者の発生を防がなければなりません。MRSA の伝播経路は手指ですが，NICU では患者さんや面会者の手指を介する感染経路はないので，医療従事者の手指が感染経路であると判断できます。

　NICU のアルコール手指消毒薬の消費量は他の病棟に比較して明らかに多く，手指消毒の頻度が不十分であった可能性はないと推測されましたが，それでも手指消毒の回数をさらに増やすように指導したのです。

　しかし，翌月も MRSA の伝播は続きました。手指消毒の回数やアルコール手指消毒薬の消費量のみを増やしても MRSA のアウトブレイクは抑えられなかったのです。そこで次は手指消毒のタイミングに注目しました。必要なタイミングでちゃんと手指衛生が実施されているかを確かめるため，感染対策チームが NICU の中に入ってスタッフの手指消毒の遵守率とタイミングの監視を始めました。

　すると，手袋を着けて吸引チューブで新生児に吸引している際に

2. 手指衛生の肝～簡単なことが一番むずかしい

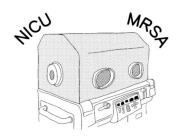

　機器のアラームが鳴ると，スタッフは手袋をしたまま機器のスイッチを押してアラームを止め，そのまま吸引を再開したのです。ここに大きな問題がありました。
　MRSAで汚染した手袋をしたまま機器のスイッチに触れれば，当然スイッチにMRSAが付着します。たとえ手洗いした手であっても，またそのスイッチに触れれば手にMRSAが付着します。そしてそのまま別の新生児をケアすればMRSAがその新生児に伝播してしまうのです。
　そもそもアルコールの消費量が十分でないということであれば手指衛生の頻度が少ないということになりますから，これはこれで大きな問題です。手指衛生の頻度を上げる啓発を強化しなければなりません。
　しかし，アルコールの消費量が十分であったとしても，手指衛生のタイミングが適切でなければ，結局，感染経路を遮断することができず病原体を患者さんに伝播させてしまうのです。そこでWHOが推奨する**手指衛生の5つのタイミング**（p.55 Notes ③参照）の遵守が大変重要になってくるわけです。

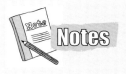

Notes ❸ WHO：手指衛生の5つのタイミング

　WHOは「医療ケアにおける手指衛生ガイドライン」において，「手指衛生の5つのタイミング」を提示しています（図1）。アルコール手指消毒薬の消費量のみを気にしていると，適切なタイミングで手指衛生をしたかどうかについての観察が不十分になります。これら5つタイミングで手指衛生することを医療従事者に十分に啓発する必要があります。

　5つのタイミングには以下のものがあります。

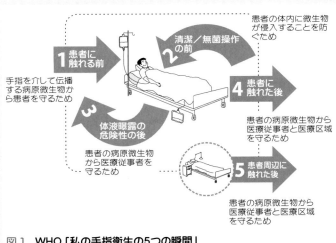

図1　WHO「私の手指衛生の5つの瞬間」

❶他の患者さんをケアしてから，次の患者さんに触れる前には手指衛生をします。手指を介して伝播する病原微生物から患者さんを守るためです。

❷中心静脈カテーテルの操作など，清潔／無菌操作の前にも手指衛生をします。患者さんの体内に微生物が侵入することを

防ぐためです。
- ❸手指が血液，喀痰，尿などの体液に曝露した可能性のある場合も手指衛生をします。患者さんの病原微生物から医療従事者を守るためです。
- ❹患者さんに触れた後には患者さんの微生物が手指に付着しているので，必ず手指衛生をします。患者さんの病原微生物から医療従事者と医療環境を守るためです。
- ❺患者さんの体のみならず，患者さん周辺の環境や物品に触れた後にも手指衛生が必要です。患者さんの周囲の環境には患者さんの体物質が付着しており，当然のことながら，患者さんが持っている微生物も付着しているからです。そのような微生物から医療従事者と医療環境を守るために手指衛生をします。

これらの5つのタイミングで手指衛生を実施するためには，アルコール手指消毒薬を常に身に着けているか，患者さん周囲に多数置いておく必要があります。

Notes ❹ 石鹸の管理

石鹸には洗浄作用があり，手に付着した油や蛋白物質を洗い落とせる優れた効果を持っています。そのため手洗いに頻回に使用されていますが，適切に管理されていないと石鹸自体が病原体の繁殖の場となってしまいます。

石鹸には固形石鹸と液体石鹸が日常的に用いられています。固形石鹸が石鹸受けに置いてあるのをよく見かけますが，その石鹸受けの中には水が貯まっていて，その上に石鹸が置かれているわけです。

石鹸を濡れたままにしておくと緑膿菌のような病原体が繁殖します。緑膿菌は栄養要求性が低いので，水があるだけで増殖できるのです。そのため固形石鹸は可能な限り小さく切り分けておき，汚れたら捨てるのがよいのです。もちろん，常に乾燥するようにしておくことも大切です。

☞ 固形石鹸：乾燥させる，小さく切り分け，汚れたら捨てる。

それでは液体石鹸はどうでしょうか？確かに液体石鹸はボトルに入っていて，固形石鹸のように剥き出しにはなっていません。そのため汚染のレベルは固形石鹸よりもかなり少ないと言えます。
　多くの家庭ではボトルに石鹸を継ぎ足していますが，そのまま継ぎ足し続けるのは危険です。少しずつボトルの中に水が溜まっていくからです。そうなればボトルでもやはり緑膿菌のような病原体が繁殖します。詰め替えるときには，一度，ボトル内を水道水で洗い流してから，よく乾燥させることが大切です。

　　☞ 液体石鹸：ボトルの再利用ではボトル内部の洗浄と乾燥が大切。

　一般の家庭では健康な人々が生活をしています。そのため緑膿菌のような日和見病原体に曝露しても抵抗力が病原体を駆逐してくれます。しかし，抗がん治療を受けている患者さんや手術直後の患者さんのような抵抗力の低下している人々が緑膿菌に曝露すれば菌血症や手術部位感染のような感染症を発症する危険性があるのです。
　石鹸と言えども，病院内では適切に管理して感染源にならないような努力が必要です。

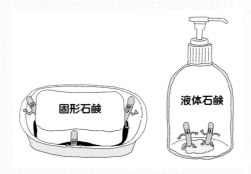

Notes ❺ *ノロウイルスとアルコール*
　ノロウイルス対策にも手指衛生は最も大切な感染対策です。石鹸と流水で手洗いを20秒間実施すると，ノロウイルスを1/5〜1/15に減らすことができます。しかし，アルコール手指消毒では減らすことはできません。ウイルスの構造上，エンベロープを持たないノロウイル

スはアルコールに抵抗性を持つからです。したがって，ノロウイルス対策にはアルコール手指消毒よりも石鹸と流水による手洗いが推奨されているのです。

しかし，病原体はノロウイルスだけではありません。入院患者さんには，緑膿菌やMRSAなど様々な病原体が問題となっています。医療機関において石鹸と流水による手洗いよりもアルコール手指消毒が日常的に好まれる理由は，容易に手指衛生でき，手荒れが少ないといったことでした。

ノロウイルスのみをターゲットとして感染対策を行っていると，他の多剤耐性菌によるアウトブレイクが発生する危険性が増大します。そのため，ノロウイルス対策としても，本当はアルコールを使用したいのです。

ノロウイルスは培養ができないため，実験ではマウスノロウイルスやネコカリシウイルスが用いられます。マウスノロウイルスはアルコールに感受性がありますが，ネコカリシウイルスは比較的抵抗性があります。しかし，ネコカリシウイルスは酸性pHに感受性があることから，酸性pHのアルコール手指消毒薬が期待されているところです。

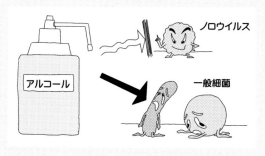

☝ノロウイルス胃腸炎の患者さんのケア
　⇒酸性pHのアルコール手指消毒薬に期待。

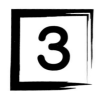

個人防護具
感染から身を守る意味

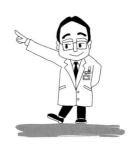

今も昔も防護具が命を守る！

　戦国時代の武将は敵の矢や刀から身を守るために兜と鎧を身にまとっていました。このような防護具は日本のみならず，中国の武将や西欧の騎士も身に着けて闘っていたのです。

　彼らは防護具が重いからといって，戦場で取り外すことはしません。取り外してしまうと敵の攻撃から身を守れないからです。

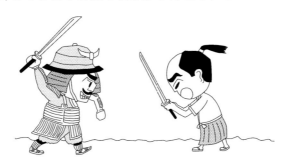

3. 個人防護具〜感染から身を守る意味

病院には様々な病原体が入り込んでいます。医療従事者は業務中に HBV，HCV，HIV に感染している患者さんの血液を浴びてしまうかもしれません。あるいは肺結核の患者さんが咳をして口から飛び出した結核菌を含んだ飛沫核を吸い込んでしまうかもしれません。インフルエンザの患者さんの口や鼻から飛び出す飛沫を吸い込んで感染してしまうかもしれないのです。このような病原体から身を守るための**個人防護具**は，戦国武将が身を守るための兜や鎧と同じように大変重要なツールなのです。

ところが実際は，手袋を装着すると手先の感覚が鈍くなって仕事がうまくできなくなるという理由を付けて，素手で血管内に静脈留置針を挿入する人がいます。あるいは視野が狭くなるという理由でゴーグルを装着せずに裸眼で手術をしたために眼に血液を浴びてしまった人もいます。このような行為は，戦国武将が兜や鎧を着けると動きが悪くなって戦いに支障が出るといって何も防護具を着けずに戦場に行くようなものです。

しかし，防護具もただ身体に装着すればよいというものではありません。防護具が十分な効果を発揮するためには正しい方法で装着しなくてはならないのです。ここでは病院で用いる個人防護具についてお話をします。

病院では血液や体液に曝露する可能性のあるときに個人防護具を装着します。個人防護具は **PPE**（protective personal equipment の略語）とも呼ばれており，これには手袋，ガウン，ゴーグル，フェイスシールド，マスクが含まれます。

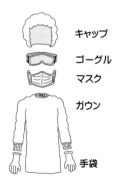

キャップ
ゴーグル
マスク
ガウン
手袋

👉 個人防護具（PPE）＝手袋，ガウン，ゴーグル，フェイスシールド，マスク

手袋

　手袋は日常生活でもよく使います。冬になると手袋をして街を歩いている人を多く見かけます。これは冷気から手を守るためです。工事現場では作業者が分厚い手袋をして仕事をしています。これは鋭利物などから手を守るためです。最近は夏であっても散歩するときにUV手袋をしている人をよくみかけます。これは手を紫外線から守るためです。このように手袋は様々なところで手を守るために用いられています。

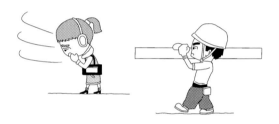

　病院でも**手袋**は頻回に用いられています。これは血液や体液の曝露から自分の手を守ったり，手に付着している病原体から患者さんを守ったりするためです。

　採血のように血液で手指が汚染する可能性のあるときや喀痰の吸引のように気道分泌に手指が汚染されるときには手袋を装着します。その他，手術するときに術者の手指の常在菌から患者さんを守るためにも手袋を用います。

　日常的な手袋と病院の手袋の最大の違いは，使用後の処理にあります。日常生活で使う手袋は毎回交換することはなく，汚れたと思ったときに洗濯して再利用します。決して使い捨てはしません。

　しかし，病院で使う手袋は使い捨てです。手袋の上から石鹸と流水で洗浄したり，アルコールで消毒して再利用するなんてことはしません。どうしてでしょうか？

そんなことをしたら手袋に孔があいてしまい，手袋の本来の機能を損なうことになるからです。冬の手袋，作業用手袋，UV 手袋でも孔があけばそれなりに機能を損なうでしょうが，大したことはありません。しかし，病院で使う医療用の手袋に孔があいてしまうと感染予防という重要な機能を失ってしまうのです。ここが大きな違いです。そのため病院で使う手袋に対しては孔があくような行為は決して許されないのです。

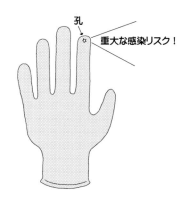

医療用手袋⇒再利用は禁止！

同じ手袋で複数の患者さんをケアするといった手袋の使い回しも適切ではありません。手袋に付着している患者さんの血液や体液で他の患者さんを汚染してしまうからです。

以前，残った料理を使い回ししてしまい，閉店に追い込まれた有名料理店がありました。他の人が口にしたかもしれない料理を別の客に出すなんて，とんでもないことです。手袋も同じで，他の人の血液や体液が付着した手袋で自分に触れてほしくはありません。

採血も同様で，同じ手袋で複数の患者さんの採血をすることは避

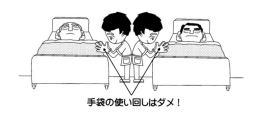

手袋の使い回しはダメ！

けるべきです。患者さんの血液が手袋に付着したままで次の患者さんの採血部分に触れれば血液媒介病原体も付着してしまいます。そうやって触れた場所で針を血管内に刺入すると，感染する可能性があるからです。

> 医療用手袋⇒使い回しは禁止！

　手袋を使用した後は取り外して廃棄します。そして手袋を取り外した後はすぐ手洗いすることを忘れてはなりません。手袋を外す時に手首が汚染することがあるからです。あるいは手袋に小さな孔があいていると患者さんの血液などが手袋の中に入り込み，手が汚染していることもあるからです。

ガウン

　素敵なドレスや着物を着た女性がケチャップいっぱいのハンバーガーを食べていたとしましょう。食べている最中にケチャップが垂れ落ちてきて，高価な服を汚してしまったら，きっと精神的にはかなり落ち込むことでしょう。しかし，まあ汚れてもケチャップですからせいぜい自分が落ち込む程度で事はすみますが，病院で業務中に患者さんの体液や血液が衣服に付着してしまったら，そうはいきません。そこが病原体によって汚染され感染源になりますから，周辺の環境を汚染したり，他の人々に病原体を伝播させてしまうかもしれないからです。

　こうした事態を防ぐために**ガウン**を着用するのです。**標準予防策**では，医療従事者の衣類を患者さんの血液や体液から守るためにガウンが用いられます。**接触予防策**ではノロウイルス胃腸炎に罹患している患者さんや多剤耐性菌を保菌・発症している患者さんのケア

3. 個人防護具〜感染から身を守る意味

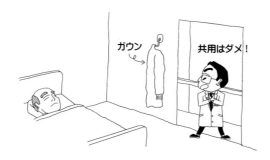

などでガウンが用いられています。

　しかし，ガウンは複数のスタッフが共有することはできません。例えば，病室の入り口にガウンを吊り下げておいて医療従事者が病室に入室するときに装着し，ケアが終わって病室から出るときにガウンを脱いで再び吊り下げておいて，次にまた別のスタッフが使用するというのは不適切なやり方です。

　MRSAやバンコマイシン耐性腸球菌（VRE）などの多剤耐性菌は**環境表面**において長期間にわたり感染性を保っているので使用後のガウンを再び用いるとガウンに付着した病原体によって医療従事者の衣類が汚染するのです。ガウンは一人の患者さんのケアが終了したら必ず廃棄しなくてはなりません。

> ☞ガウン⇒使い回しは禁止！

 マスク

　日本人は**マスク**が好きな国民です。地下鉄やバスの中，それに街中を見わたすとマスクをしている人を頻繁に見かけます。特に冬になるとマスク人口は急増します。欧米ではみられない光景です。そのため患者さんにマスクをするようにお願いすると，あっさり受け

入れてもらえることが多いです。

医療機関で用いられているマスクには**サージカルマスク**と**N95マスク**があります。サージカルマスクは医療従事者が患者さんの飛沫を吸い込まないために用います。また，インフルエンザなどに罹患して咳やくしゃみをしている人も**咳エチケット**としてマスクを用います。その他，外科医が手術中に口腔内細菌を手術部位に曝露させないために用いたり，腰椎穿刺の際に検査者が自分の口腔内細菌を患者さんに感染させないために使用します。

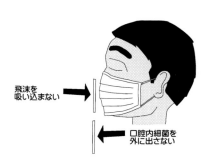

サージカルマスクは「耐水加工で水滴を通しにくい外層」「高密度で埃・花粉や飛沫などに含まれるウイルスを捕集する中間層」「肌触りや通気性のよい内層」の三層構造となっています（図1）。また，細菌濾過効率（BFE：bacterial filtration efficiency，細菌を含む平均径3μm以上の粒子が除去される割合）が95％以上となっています。

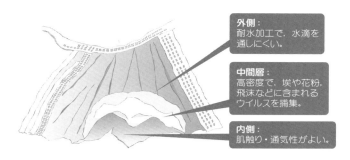

図1　サージカルマスクの構造
サージカルマスクは細菌濾過効率（細菌を含む平均径3μm以上の粒子が除去される割合）が95％以上のマスクである。

結核，水痘，麻疹のような空気感染する病原体は飛沫核に乗って空気中を浮遊しています。サージカルマスクを装着しても顔面とマスクの隙間から病原体がマスク内に入り込んでしまいます。しかし，N95 マスクなら隙間がないように装着できるので，病原体が入り込むといった問題は発生しません。

　N95 マスクは**空気感染**する疾患の患者さんの病室に入室するときに医療従事者が装着する呼吸器防護具です。患者さんが飛沫核を空気中に排出するのを防ぐために使うものではありません。患者さんには**サージカルマスク**を装着してもらいます。

　なお，N95 マスクは単に装着すればよいというものではありません。フィットテストとシールチェックに合格した自分用の N95 マスクを用いる必要があります。

☞ N95 マスク ⇒ フィットテスト，シールチェックが必須！

ゴーグル・フェイスシールド

　ゴーグルと聞けば，スキーを思い出す人が多いのではないでしょうか？　スキー場で少し風が強かったり，吹雪いていたり，高速で滑降したいときなどにはゴーグルを使用します。それは眼を守るためです。病院では患者さんの血液や体液の飛散から医療従事者の眼を

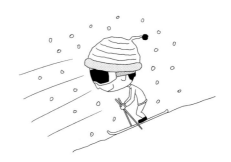

守るために**ゴーグル**を用います。

フェイスシールドも眼を守りますが，マスクと一体となっているので顔面全体を守ることができます。「マスク＋ゴーグル」の場合，どうしても顔面の皮膚が少し露出してしまいますから例えばエボラウイルス感染症のような感染力の極めて強い病原体による感染症に罹患した患者さんをケアする際にはフェイスシールドを用いて顔面全体を防御するのが適切です。ただ，N95マスクを装着してフェイスシールドを装着するのは困難なので，N95マスクとゴーグルの組み合わせを用いることになります。

ゴーグルやフェイスシールドが必要な状況であるにもかかわらず，これらを装着すると顔面に煩わしさを感じてしまうという理由で，それらを装着せず，血液や体液に曝露しているスタッフがいるのは残念なことです。

Column　濡れたマスク・二枚マスク

サージカルマスクもN95マスクも共通の弱点があります。それは濡れたら機能しないということです。マスクはフィルターを空気が通過することによって機能します。フィルターが濡れると空気が通過できなくなるのでマスクの周囲から空気が漏れるようになり，その機能は低下してしまいます。したがって，マスクは濡れたら新しいものに交換する必要があります。

それと，ときどきサージカルマスクを二重に装着している人がいます。二重にすれば効果が2倍になると思っているのでしょう。しかし二重にすると，空気の通過に抵抗が増すため，マスクの周囲から空気が漏れ込んでしまいます。したがって，サージカルマスクは1枚装着のほうが感染対策上有効であり，経済上もお得なのです。

3. 個人防護具～感染から身を守る意味

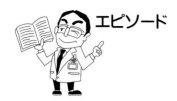

ここでは，臨床現場で個人防護具に関して実際に経験したことをエピソードとして紹介します。

❶ 手袋のままでキーボード～他人を汚染してもいいの？

　最近はあまり見かけなくなりましたが，以前は手袋を装着したまま電子カルテのキーボードを叩いているスタッフがいました。手袋をしたまま廊下を歩く医師や看護師を見かけたこともあります。これらの人々にとって手袋とは一体何なのでしょうか？

　手袋を装着したままの人は，きっと自分の手指を患者さんの血液や体液あるいは耐性菌などから守ろうとしているのでしょう。しかし，汚れた手袋を装着したままでキーボードを叩けば，手袋に付着している病原体がキーボードを汚染してしまいます。キーボードなどは複数のスタッフが共用するわけですから，別の医療従事者への配慮が著しく欠けていますし，病原体伝播の原因を作り出してしまっているのです。

　前の病室での処置で使った手袋を装着したまま廊下を歩いている

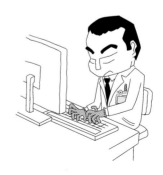

スタッフは，次の病室でもその手袋のままで何らかの処置をするつもりです。しかし，その手袋はすでに前の処置で血液や体液が付着していますから，当然，次の病室内は汚染されるわけです。手袋は患者さんの処置を終えて，病室から出るときには必ず廃棄しなければなりません。

　個人防護具はそれを装着する個人のみを防護するものではありません。他のスタッフや患者さんを血液や体液に曝露させないように個人防護具は取り扱われるべきなのです。

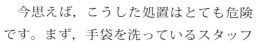
個人防護具は自分と患者さんを守り，同僚も守る取り扱いを！

❷手袋の再生〜昔話となりました

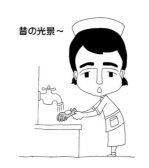
昔の光景〜

　30年以上も前のことですが，病院では手袋を再生して使っていました。使用済みの手袋の外側と内側を流水で洗い流し，血液や体液を取り除いて消毒薬に漬けた後，乾燥させるのです。乾燥後にはパウダーを塗布して手袋再生終了です。

　今思えば，こうした処置はとても危険です。まず，手袋を洗っているスタッフが血液などに曝露する危険性があります。洗浄しているときに汚染した洗浄水が飛び散って，眼や口などに飛び込む危険性があるのです。洗浄しても手袋に付着した血液などを完全に除去できるわけではありません。さらに手袋に孔があく可能性が高くなりますから，それを使用するスタッフの手指が汚染する危険性が出てきます。

　今では手袋の再利用なんてどこもやっていないはずですが，万が

3. 個人防護具〜感染から身を守る意味

一見かけることがありましたら，是非ともやめてもらうようにして下さい。

 ❸**鼻出しマスク〜その目的は何？**

　サージカルマスクは医療従事者が患者さんからの飛沫を鼻や口に吸い込まないために使用するものです。また，インフルエンザなどの感染症に罹患した患者さんが咳やくしゃみをすることによって口や鼻から飛沫が飛び出すのを防ぐために用います。しかし時々，マスクで口だけ覆って鼻を出しているスタッフがいます。これでは飛沫を鼻から吸い込んでしまいますから防護の意味がないのに，彼らは一体何を考えているのでしょう。

　廊下で鼻出しマスクをしているスタッフに出会ったので「どうして鼻を覆わないの？」と聞くと，彼は慌ててマスクを調整し，鼻を覆いました。どうやらマスクが大きめだったので，患者さんの処置の際にマスクが下がってきて鼻が露出していたようです。

　あえて鼻出しマスクをしているスタッフはいないと思いますが，患者さんで鼻出しマスクをしている人にその理由を聞くと「呼吸が

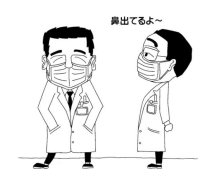

楽だから！」という答えが返ってきます。いくら呼吸が楽だと言っても鼻を出していたらマスクの意味がありませんから，患者さんにもサージカルマスクの正しい着け方を啓発する必要がありますね。

 ❹ N95マスクをした一般人～窒息してた？

　2009年に新型インフルエンザが流行した冬のある日のことです。夕方頃，新幹線に乗車するとN95マスクを装着した乗客が近くに座っていました。

　最近はN95マスクがコンビニなどでも販売されているので，一般の人でも簡単に購入できますが，N95マスクはサージカルマスクよりも高価なので，その分効果があると思い込んでいる人が多いようです。

　この時驚いたのは，何とその乗客はN95マスクを着用したまま眠り込んでいたのです。しかも缶ビールで一杯やった後のようで熟睡していました。通常，N95マスクは装着すると顔面に密着しますから呼吸が苦しくなります。そのため装着したまま寝入ることはできないはずです。私は，窒息しているのではと心配になり，よく見てみたら，その乗客はN95マスクの2本のゴムひものうち1本を緩めて使っていました。これなら窒息しないので安心しましたが，N95マスクとしては意味がありません。

　N95マスクは使用者によって**フィットテスト**や**シールチェック**がなされて初めて効果があるもので，医療従事者が使うものなのです。やはり，一般の人々にはサージカルマスクを使ってもらったほうがよほど効果的だと思います。

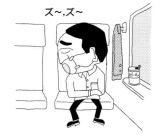

3. 個人防護具〜感染から身を守る意味

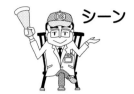

個人防護具は正しい方法・手順で着脱しなければ，しっかりと感染を防ぐことができません。ここでは個人防護具の着脱の手順について紹介します。

　❶**個人防護具の着脱**〜正しい順番で！

　小学校の頃，学校から帰宅すると，帽子を投げ捨て，ランドセルを背中から外し，上着を脱ぎ，急いで手を洗って，おやつを食べたものです。当たり前の話ですが，上着を脱いでからランドセルを外すということはできませんし，逆にランドセルをしょってから上着を着ることもできません。このように着脱には順番があります。

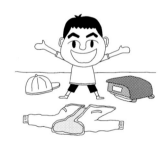

　個人防護具も同様です。適切な感染対策のためには正しい順番で着脱しなければなりません。

☞ **装着の順番**
　CDCは着脱の順番を示しており，着用する順番を「①**ガウン**⇨②**マスク**⇨③**ゴーグル／フェイスシールド**⇨④**手袋**」としています（図2）。まず，着用についてみていきましょう。
　手袋は患者さんに直接触れるので，汚染しないように一番最後に

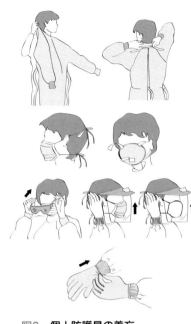

☞ガウン
- 胴体を首から膝まで覆い，腕は手首の端まで覆う。そして，背部も取り囲むように包み込む。
- 首とウエストの高さで後ろを結ぶ。

☞マスク
- 頭と首の中央で，ヒモまたは伸縮性バンドをしっかり結ぶ。
- 弾性バンドを鼻橋にフィットさせる。
- 顔および顎の下にピタッとフィットさせる。
- N95マスクではシールチェックする。

☞ゴーグル/フェイスシールド
- 顔面に置いて，フィットするように調整する。

☞手袋
- 隔離対策では非滅菌手袋を使用する。
- 手のサイズに合わせて選ぶ。
- 隔離ガウンの手首を覆うように引きのばす。

☞安全業務の実践
- 手を顔から離すようにしておく。
- 清潔部分から汚染部分に仕事を進める。
- 触れる表面を限定する。
- 裂けたり，激しく汚染したら交換する。
- 手指衛生を実施する。

図2　個人防護具の着方

(CDC. Guideline for isolation precautions: Preventing transmission of infectious agents in healthcare settings. 2007. より改変)

装着します。これについては異論のないところです。

　ゴーグルを装着した状態でガウンやマスクを体につけることは難しいですね。ゴーグルをつけたままマスクを顔面に取り付けることはできませんし，頭から着るようなガウンの場合，ゴーグルをつけていると邪魔になります。そのため，ゴーグルの着用は最後から2番目になります。

　同様にマスクをしたままガウンを着ることは難しいので，ガウンを着た後にマスクを装着することになります。

　このように個人防護具の着る順番は医療従事者にとって一番装着しやすい順番（すなわち，**①ガウン⇨②マスク⇨③ゴーグル／フェイスシールド⇨④手袋**）ということになります。

☞ 取り外す順番

取り外す順番についても CDC は「**①手袋**⇨**②ゴーグル／フェイスシールド**⇨**③ガウン**⇨**④マスク**」としています（図3）。

まず，手袋は患者さんに直接触れているので患者さんの体物質や血液が付着しているかもしれません。そういう汚染している手袋を装着したままゴーグルやガウンなどを取り外そうとすると，ゴーグルやガウンに汚染物質が付着してしまいます。そうならないように手袋は最初に取り外しておきます。左右の手袋の外し方も適切な手順に従う必要があります。もちろん，手袋を取り外した後はまず**手指衛生**を行わなければなりません。手袋を外すときに手首が汚染されたり，もし手袋に孔があいていれば，そこから手が汚染しているかもしれないからです。

マスクは最後に取り外します。飛沫予防策や空気予防策を実施している病室内でサージカルマスクや N95 マスクを取り外してしまうと，飛沫感染や空気感染する病原体に曝露してしまう危険性があります。したがって，マスクは病室から出たところで取り外すことになります。マスクは前面が汚染していますから，外す際には絶対にマスクの前面に触れないように取り外します。

ゴーグル，フェイスシールド，ガウンについては最も汚染しているものから順に取り外していきます。ただし，特に汚染がない場合にはゴーグルあるいはフェイスシールドを先に取り外しても構いません。これらを顔面に装着したままでは，ガウンを脱ぎにくいですからね。ただし，あくまでも特に汚染がない場合に限ります。

このように使用した個人防護具を外す際は，付着している病原体を周囲に広げないための理にかなった外し方が示されているので，必ず守ってほしいと思います。

また使用後の個人防護具は感染性廃棄物ですから，取り外したら速やかに廃棄容器に入れることが大切です。

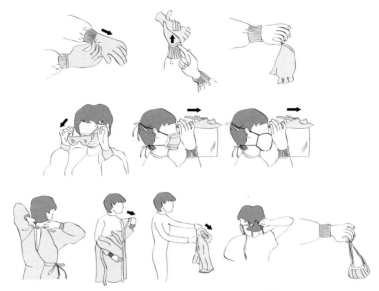

病室から退室する前に出入り口で，または前室内で個人防護具を脱ぐ。

☞ **手袋**
- 手袋外部は汚染している！
- 対側の手袋した手で手袋の外側を掴んで脱ぎ取る。
- 手袋した手で脱いだ手袋をしっかり持つ。
- 手袋していない手の指を残りの手袋の下へ手首の部分から滑り込ませる。

☞ **ゴーグル / フェイスシールド**
- ゴーグルやフェイスシールドの外側は汚染している！
- 取り外すためには，「清潔な」ヘッドバンドまたは耳づるを持って取り扱う。
- 再生用に指定された容器または廃棄容器に入れる。

☞ **ガウン**
- ガウンの前面および袖は汚染している！
- 首のヒモをほどいてから，ウエストのヒモをほどく。
- 皮むきの要領でガウンを脱ぐ；ガウンを各々の肩から同側の手に向かって引き下ろす。
- ガウンは裏返しになる。
- 脱いだガウンは体から離して持ち，丸めて包み込み，廃棄容器またはリネン容器に捨てる。

☞ **マスク**
- マスクの前面は汚染している：触ってはならない！
- ヒモ / ゴムヒモの根元そして端のみを掴んで脱ぐ。
- 廃棄容器に捨てる。

☞ **手指衛生**
- すべての個人防護具を脱いだ後にはすぐに手指衛生を実施する！

図3　個人防護具の脱ぎ方
(CDC. Guideline for isolation precautions: Preventing transmission of infectious agents in healthcare settings, 2007. より改変)

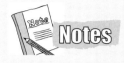

Notes ❻ マスクの再利用と使い捨て

　サージカルマスクは必ず使い捨てにします。1人の患者さんのケアで用いたサージカルマスクは使用後は廃棄して，別の患者さんをケアするときには新しいマスクを使用します。これは患者さんのケアのときに患者さんの咳やくしゃみで飛び散った飛沫によってマスクの表面が汚染し，そこに手指が触れてしまうと，病原体が手指に付着してしまうからです。

　N95マスクも使い捨てとします。ただし，結核については再利用できます。結核菌は空気感染しかしないからです。

　結核菌は飛沫核に乗って浮遊しているときに，人間がそれを吸い込んで，肺胞まで到達することによって感染します。飛沫を吸い込んでも，飛沫は重いので，肺胞に向かう途中で気道粘膜に付着してしまいます。そのため，飛沫感染しないのです。結核菌は接触感染もしません。

　したがって，結核菌が付着しているN95マスクに触れて，結核菌が手に付着し，その手を口に入れても，眼を擦っても結核菌には感染しないのです。結核菌は肺胞まで到達しない限り，感染できないからです。結核菌がマスクに付着したとしても感染源にはならないのです。

　結核患者さんのケアに用いたN95マスクを再利用している病院は多いと思います。フィットテストやシールチェックで合格する限り，同じ医療従事者が利用するのであれば，何度でもN95マスクを再利用できます。

　再利用するために，マスクは乾燥できるように紙袋に入れておき，紙袋に氏名を記載しておきます。マスクの表面に氏名を書くことは適切ではありません。マスクのフィルターが損傷するからです。

☞結核：N95マスクの再利用は可能
（ただし，同じ医療従事者が利用する）

　麻疹や水痘については空気感染以外の感染経路でも伝播するので，N95マスクは使い捨てとします。使用後のN95マスクの表面にはウイルスが付着していて，感染源になりうるからです。ここが結核患者さ

んのケアとの大きな違いです。

　SARS（重症急性呼吸器症候群：Severe Acute Respiratory Syndrome）が東南アジアをはじめカナダなど世界中に拡散したとき，N95マスクの必要性が強調されました。SARSは空気感染だけでなく，飛沫感染や接触感染もします。そのため，N95マスクは使い捨てにしなければなりません。しかし，開発途上国ではN95マスクが潤沢に供給されるわけではありません。そのため，どうしても再利用を考慮する必要があったのです。

　このとき，CDCが提案した苦肉の策はこうです。

　それは，N95マスクの上からサージカルマスクを装着するというものです。そして，サージカルマスクを交換していき，N95マスクは再利用するのです。2つのマスクを装着するわけですから，多少息苦しく感じるかもしれません。日本ではN95マスクが枯渇することはないので，SARS患者さんのケアでは使い捨てにすればよいのです。

Notes ❼ フィットテストとシールチェック

　N95マスクは空気中に浮遊している飛沫核をマスクと顔面の隙間から吸い込まないための空気予防策用の呼吸器防護具です。これは顔面に装着するだけでは不十分で，顔面に密着させなければなりません。その密着を確認するのが**フィットテスト**と**シールチェック**です。

☞ **フィットテスト**

　フィットテストはN95マスクを装着した後に，フードをかぶり，その中にサッカリンを噴霧することによって，その甘味を舌で感じるかどうかを確認する検査です。感じたら，空気がマスク内に流入したということになるので，検査は不合格となります。

　この検査は1人20分程度を要し，タイマーで時間を測定する人も必要なので，忙しい病棟業務にあって，病室に入る前に実施することはできません。そのため，時間に余裕があるときに実施しておきます。フィットテストによって，どのスタッフにどのマスクがフィットするかを確認することができます（図4）。

　フィットテストというと，病院特有のテストと思われるかもしれません。しかし実はフィットテストは日常生活でも行われているのです。たとえば，靴を購入するときです。みなさんは靴屋さんでデザインと値札だけを見て靴を購入することはありませんね。必ず靴のサイズを見て自分の足に合うかどうかを確認するはずです。それだけでは

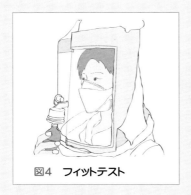
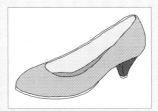

図4　フィットテスト

ありません。その靴を履いてみて，足とのフィット具合を確認するのではないでしょうか？これがまさにフィットテストです。フィットテストをせずに靴を購入することはありません。N95マスクも同じです。フィットテストしなければ自分に合ったN95マスクを装着することはできないのです。

☞シールチェック

シールチェックは，フィットテストが合格しているN95マスクを装着し，スタッフが病室に入室するときに，毎回実施する簡単な検査で，数分で終了します。シールチェックには陽圧チェックと陰圧チェックがあります（図5）。

陽圧チェックでは，N95マスクの表面を手で覆って優しく息を吐きます。マスクの周囲から空気が漏れてこなければ合格です。

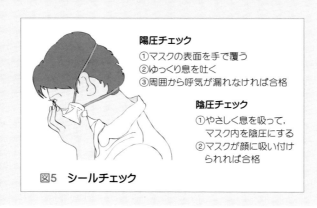

陽圧チェック
①マスクの表面を手で覆う
②ゆっくり息を吐く
③周囲から呼気が漏れなければ合格

陰圧チェック
①やさしく息を吸って，マスク内を陰圧にする
②マスクが顔に吸い付けられれば合格

図5　シールチェック

陰圧チェックでは，N95 マスクを装着して優しく息を吸います。マスクが顔に向かって引きつけられるか，スタッフがマスクの周囲から空気の漏れを感じなければ合格です。

Notes ❽ 飛沫感染・空気感染

飛沫感染は病原体が飛沫に乗って伝播する感染経路であり，到達距離は 2m までです。飛沫は水分を含んでいるので重く，遠くまで到達できません。

飛沫が空気中を飛んでいるうちに，水分が蒸発して飛沫核になると軽くなるので空気中を浮遊することができます（図6）。飛沫核に乗って浮遊している病原体を吸い込んで感染するのが空気感染です。空気感染では患者さんから 2m 以上の距離があっても感染します。

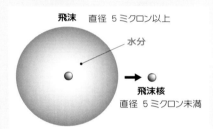

図6　飛沫と飛沫核

飛沫感染する感染症にはインフルエンザ，百日咳，ムンプス，風疹などがあります。空気感染では結核，水痘，麻疹があります。

ときどき，「飛沫感染する病原体でも，飛沫が空気中を飛んでいるときに水分が蒸発し，飛沫核となり，それに付着していれば空気感染するのではないか？」と疑問を持たれる方がいます。

空気感染できる病原体は飛沫核に乗って空気中を浮遊していても感染性を維持できなければなりませんが，空気中を浮遊しているうちに乾燥や紫外線曝露のような微生物にとって過酷な状況に遭遇します。そのような状況でも感染性を維持できれば空気感染できるのです。

結核菌，麻疹ウイルス，水痘・

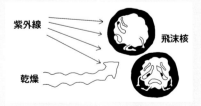

帯状疱疹ウイルスは感染性を維持できるので，空気感染するわけです。一方，ムンプスウイルスや風疹ウイルスなどは感染性を維持できないので，飛沫感染はしますが空気感染はしません。

Notes ❾ エボラウイルスと個人防護具の着脱

ガウン，手袋，ゴーグル，N95 マスクを装着していたにもかかわらず，エボラウイルスに感染した医療従事者の報告がありました。この事例では，「使用した手袋で顔を触ってしまった」「個人防護具を脱いだ際に付着した体液に触れてしまった」という感染対策の破綻からエボラウイルスに感染してしまったのです。

そのため，厳重な感染対策がエボラ対策として推奨されました。CDC は個人防護具を取り外す時の頻回な手指消毒を強調し，また，病室に入室しているときには個人防護具を調整（マスクやガウンに触れて，位置をずらしたりすること）しないように注意を促していました。すなわち，病室ではマスクやガウンに触れないようにします。さらに，立会人を設定することも推奨しました。

立会人とは：

エボラウイルス感染症の患者さんの病室に入るときの個人防護具を装着，退室するときの取り外しが適切であるかをチェックするのが立会人です。入室前には医療従事者が個人防護具を適切に装着していることを立会人が肉眼で確認し，チェックリストに記入しながら，装着の個々のステップを確かめていきます。そして装着したら医療従事者の皮膚および頭髪が露出していないことを確かめます。

退室した後には，医療従事者が個人防護具を適切に取り外していることを立会人が肉眼で確認します。まず，取り外し手順の各ステップを声を出して読み上げます。さらに，医療従事者に「顔面を触るといった危険な反射的行動」を避けるように注意します。このような指導の後も，取り外している間は声を出して，それを繰り返します。

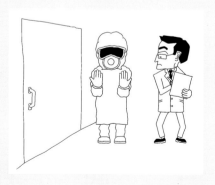

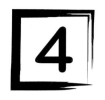
環境清掃
どこまでやるか？

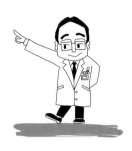

🌿 **学校の掃除，病院の清掃**

　小学校から中学校ぐらいまで学校には掃除の時間がありました。まず机をすべて教室の後のほうに寄せて床掃除ができるようにします。そしてバケツに汲んだ水に雑巾を浸して絞ってから，その雑巾で床をゴシゴシと清掃したものです。学校の掃除の目標は床の汚れ

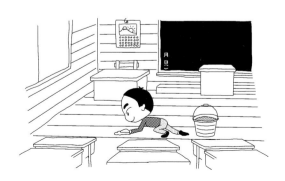

やテーブルなどの埃を拭き取るといった見た目の清潔維持・向上だったと思います。

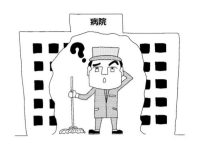

さて，病院ではどうでしょうか。病院の**環境清掃**が学校の掃除と同じレベルであってはなりません。学校は元気な生徒が勉強する場所で環境を共有する時間はせいぜい1日7〜8時間程度です。一方，病院では抵抗力の低下した患者さんが多数入院していて1日24時間，ずっと環境を共有しているわけです。そのため病院の清掃は見た目の清潔維持といったレベルでは到底不十分なのです。

病院の環境清掃でも外見的な清潔度は求められますが，加えて感染対策が考慮されていなければなりません。病原体が環境を介して患者さんの間で伝播するのを防がなくてはならないからです。

病院の環境清掃を考えるとき，最初に「どの部分を清掃したらよいのか？」という問題に遭遇します。清掃対象となる**環境表面**は，床，天井，壁，机の上，床頭台の上など様々なところがありますが，すべてを清掃できるわけではありません。そこで，特にどこを優先的に清掃すればよいのかを考えながら取り組む必要があります。

 清掃すべきはどこか？

まず，環境表面に付着している病原体がどうやって患者さんに伝播するかを考えてみたいと思います。環境表面の病原体は自力では移動することができません。医療従事者の**手指**が環境表面に触れることによって，そこに付着していた病原体が手指に移動します。その手指で眼，鼻，口の粘膜などに触れると，そこから病原体が体内に入っていって感染症を引き起こすことになります。

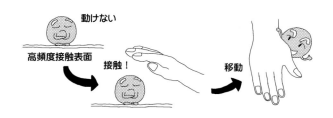

　すなわち，環境表面に付着している病原体の移動手段は手指なのです。したがって，ドアノブなどのように手指が頻回に触れるところが感染源になるわけです。ここが**手指の高頻度接触表面**です。病院での清掃は「手指の高頻度接触表面」を重点的に清掃します。

　一方，手指があまり触れない環境表面を「手指の低頻度接触表面」と言い，水平表面と垂直表面があります。**水平表面**（窓敷居，ハードフロアの表面など）は定期的な掃除，汚染時の掃除，患者さんの退院時の掃除，**垂直表面**（壁，ブラインド，窓のカーテンなど）は肉眼的に汚染した時の清掃で十分です。「手指の低頻度接触表面」には必要以上のマンパワーやコストをつぎ込まないようにします。

> ☞「手指の高頻度接触表面」を重点的に清掃する！

環境表面と消毒

　さて，病院の環境表面には消毒が必要でしょうか？

　環境表面はヒトの皮膚に触れることはありますが，粘膜や無菌組織に触れることはありませんから，洗浄あるいはせいぜい低水準消毒で対応することになります（p.97 Notes ⑪ スポルディングの分類でノンクリティカルに分類）。

　しかし，**ノロウイルス**のように少数のウイルスでも感染症を発症させる感染力の強い病原体に感染している患者さんや多剤耐性緑膿

菌，カルバペネム耐性腸内細菌科細菌のような**多剤耐性菌**に感染している患者さんの病室では**次亜塩素酸ナトリウム**などによる消毒が必要となります。

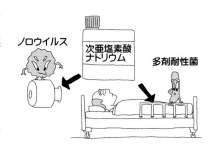

　例えば，ドアノブにノロウイルスが付着していたとして，そこを洗浄剤のついた雑巾でふき取ってもウイルスはまだ残っていて，拭いたことでむしろ周囲に拡げてしまっているかもしれません。したがって，ドアノブに付着したノロウイルスに対しては次亜塩素酸ナトリウムなどの消毒薬で殺滅しておく必要があるのです。

　同様に多剤耐性菌の保菌者の病室の高頻度接触表面も次亜塩素酸ナトリウムなどで消毒するのが適切です。細菌の**クロストリジウム・ディフィシル**は**芽胞**を形成してアルコールに抵抗するので**次亜塩素酸ナトリウム**にて消毒します。この場合，次亜塩素酸ナトリウムは1,000ppm（0.1%）〜 5,000ppm（0.5%）の溶液が用いられます。

　環境表面⇒ノンクリティカル⇒洗浄もしくは低水準消毒
　例外：ノロウイルス，クロストリジウム・ディフィシル，多剤耐性菌
　　　⇒次亜塩素酸ナトリウム消毒

Column　ppm（ピーピーエム）と%（パーセント）

　「ppm（ピーピーエム）」と「%（パーセント）」の関係ですが，「%」という単位は，ppc（parts per cent）のことで，100分の1を表しています。「ppm」はparts per millionの略で，100万分の1を表わします。したがって，ppmの値を1万で割ると%になるので，1,000ppmの次亜塩素酸ナトリウムは0.1%の濃度ということになります。

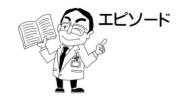

環境清掃はこの十数年で大きく変化しました。ここでは「今では実施されなくなった環境対策」や「抵抗力の低下している人では気になる環境」に関連したエピソードを紹介します。

❶無菌室のホルマリン燻蒸〜体に有毒な薬剤だった！

　15年以上前は骨髄移植患者さんが入院する無菌室（CDCは防護環境と呼んでいます）の室内はホルマリンで消毒していました。骨髄移植患者さんは化学療法と全身照射の後，好中球がゼロになるため，当時は無菌室に入院させる必要があると思われていたからです。

　室内消毒は，病室の扉の隙間をテープで密閉し，部屋の中央に装置を置いてホルマリンを発生させていました。ホルマリン消毒が終わると，スタッフが息を止めて足早に室内に入り窓を全開にして換気をし，急いで廊下に戻るのですが，眼が痛くなるし咳も出ました。

　ホルマリン燻蒸して1〜2日ほど経ったら，患者さんに入室してもらうのですが，室内には微量のホルマリンが残存しているためか，患者さんも眼が痛くなったり，咳込んだりしていました。

　ホルマリンは発がん性や刺激性がある薬剤なので，こんなに体に悪い対処法を日常的に実行していたと思うとゾッとします。

❷手術室の床の消毒〜手術室の床は手術部位感染の感染源にはならない！

　過去には手術室の床が**手術部位感染**の原因になると真剣に信じて床を消毒薬で消毒していた時代がありました。同じ消毒薬で消毒し

4. 環境清掃〜どこまでやるか？

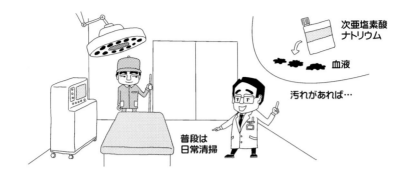

ていると耐性菌が発生するという理由で，3種類程度の消毒薬をローテートして使用していたのです。また，床を汚染しないように手術室内ではスリッパも履いていました。

　手術室は天井から床に向かって濾過された空気が流れますから床に付着した微生物が重力や空気流に逆らって床から浮き上がり，手術部位に到達するといった感染経路は存在しません。理論的に考えてみると，手術室の床は手術部位感染の感染源とはならないのです。

> 👆手術室の床→手術部位感染の感染源にはならない！

　こうした理由から手術室は日常的な清掃で十分なのです。ただし，局所的に血液が飛び散ったところはそこをふき取った後，**次亜塩素酸ナトリウム**（500ppm程度）で消毒します。ただし，あくまで局所に限った使用であり，床全体を消毒薬で消毒する必要はありません。

 ❸**温水洗浄便座〜健康なら心地よいツールだけど…**

　最近，日本の家庭では温水洗浄便座が使われるようになってきました。ホテルも温水洗浄便座が設置されているところがほとんどで，

そうでないホテルは二流ホテルと思ってしまうぐらいです。

　海外のホテルで温水洗浄便座を見ることはほとんどありませんが，米国から日本に帰国する時に搭乗した飛行機内のトイレが温水洗浄便座だったのには驚きました。

　温水洗浄便座が利用されるようになって，痔疾患が劇的に減少したという話を聞いたことがあります。確かにトイレットペーパーでゴシゴシと肛門やその周辺を擦ることは皮膚に負担がかかります。シャワーで洗浄すれば皮膚へのダメージを最小限にできます。

　さて，問題は抵抗力のない人が温水洗浄便座を使う場合です。抗がん治療などで抵抗力が低下した人は<u>衛生的に十分管理された温水洗浄便座</u>を使用してほしいのです。

　「十分管理された」というのは単に便座の汚染除去だけではなく，ノズルから出る洗浄水も汚染されていない状態ということです。

　　　　　　☝病院の温水洗浄便座→管理が大切！

　水が溜まっているところは必ず緑膿菌が繁殖する場所となります。ノズルの先端が濡れたままの構造であったり定期的にノズルを洗浄する構造になっていない温水洗浄便座だと，洗浄液の中に緑膿菌が混入してくる可能性があります。

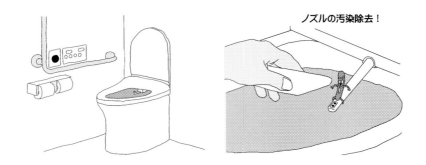

ノズルの汚染除去！

したがって，抵抗力の低下している人はノズルに洗浄機能を備えた温水洗浄便座を使用してほしいのです。特に抵抗力が極端に低下した血液がんの患者さんは肛門も荒れています。そのような患者さんの肛門に緑膿菌を含んだシャワー水が吹き付けられれば，荒れた部分から緑膿菌が体内に侵入して菌血症になってしまいます。

❹ 浴室やシャワー室の乾燥～濡れたままは病原体の増殖の温床となる

温泉につかると大変心地がよいですね。天然温泉であっても人工温泉であっても温かいお湯というのは心身が安らぎます。実は病原体も同じなんです。湿気が高く，ジメジメした環境を好みます。

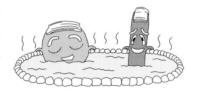

冬に暖房をつけていると部屋が乾燥して肌がカピカピに乾燥してしまいます。乾燥しているところに長時間いると，喉も乾燥してしまいますから加湿器を使用している家庭は多いと思います。病原体も同様で乾燥したところは，できたら避けたいと思っているのです。

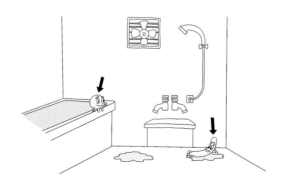

ここで浴室やシャワー室について考えてみましょう。ここは常に水が飛び散る湿った環境です。湿ったところは微生物の増殖に有利な環境となるので，浴槽の水は必ず排水し，浴槽の内側を拭き取って乾燥させることが大切です。床もまた，水を拭き取っておく必要があります。そして換気を十分に行い，室内に湿気が立ち込めないようにします。また，天井などにカビが増殖していないことも確認しなければなりません。

> ☞濡れたところでは病原体が増殖する！

エピソード **❺透析室とベッド配置〜人は城，人は石垣，人は堀**

　昔，武田信玄は「人は城，人は石垣，人は堀」と歌ったそうです。これは「勝負を決めるのは人であり，人こそ城にも，石垣にも，堀にもなる」という意味で，人の存在の大切さを説いています。
　この名言とは少しニュアンスが違いますが，CDCも透析の感染対策において人を「城，石垣，堀」として考える感染防御の方法を推奨しています。これについて解説してみたいと思います。
　透析室は血液が飛散しやすく，しかも患者さんの血流に穿刺針を

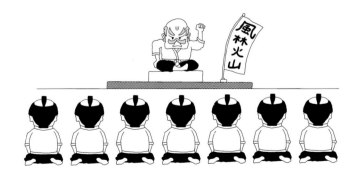

4. 環境清掃〜どこまでやるか？

頻回に挿入する環境でもありますから病院の中でも血液媒介病原体による感染の危険性が極めて高いエリアなのです。

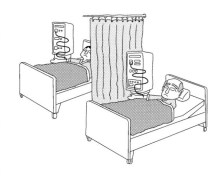

特にHBV（B型肝炎ウイルス）は感染力が強く，環境表面を介して患者さんから患者さんに伝播します。HBV感染者である透析患者さんを穿刺すればベッド周囲の環境にはウイルスを含んだ目に見えない程度の血液が飛び散り付着します。そして透析が終われば，次の患者さんがまた同じベッドで透析をします。

このとき，ベッド周囲の環境にスタッフが触れ，HBVを手指に付着させたまま次の患者さんのシャント部分に触れると，HBVがシャント部分に移動します。そのまま穿刺してしまえばウイルスは次の患者さんの血流に入り込んでしまいます。スタッフが手袋を装着していても，同様の伝播が起こってしまいます。

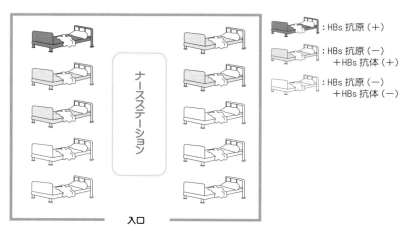

図1　透析室におけるHBs抗原陽性患者のベッド配置

したがって，HBs抗原（＋）の透析患者さんはHBs抗原（－）HBs抗体（－）の患者さんと環境表面を共有しないことが大切です。可能であれば，HBs抗原（＋）の患者さんは個室で透析するのが理想的ですが，ほとんどの透析施設ではそのような個室はありません。

そのため次善の策としてHBs抗原（＋）の患者さんのベッドの周辺にHBs抗体（＋）の患者さんのベッドを配置し，その外側にHBs抗原（－）HBs抗体（－）の患者さんのベッドを配置するのです。

これはHBs抗原（＋）の患者さんとHBs抗原（－）HBs抗体（－）の患者さんが環境表面を共有しないように，HBs抗体（＋）の患者さんを緩衝として活用せよということです（図1）。つまり，感染を防止するために，壁や堀のように患者さんを配置するという考え方です。すごい発想ですね。

もちろん，HBs抗原（－）HBs抗体（－）の患者さんにはHBVワクチンを接種してHBs抗体を獲得させることも大切です。

> 透析室：HBs抗体（＋）の患者さんは「城，石垣，堀」

❻聴診器～汚染物を持ち歩く？

最近，テレビを観ていると医療関係のドラマが多くなってきました。ドラマでは病院の廊下を歩く医師や看護師が首から聴診器をかけています。しかも聴診器の膜面が見える状態で。

一般の人ならドラマを見ていて聴診器の膜面に気を取られることはないでしょう。しかし，日頃感染対策をしている立場からすると直前に患者さんの皮膚に接触していたかもしれないこの膜面が気になって仕方がないのです。

患者さんが**MRSA**の保菌者や発症者であれば，当然ながらMRSA

4. 環境清掃〜どこまでやるか？

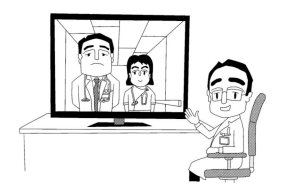

が**聴診器**の膜面に付着します。MRSAは乾燥に比較的強く，長期間生存できるので聴診器の膜面はMRSAの伝播経路になりえます。MRSAのみならず，様々な病原体が聴診器の膜面に付着している可能性があるのです。

だから，ドラマとは言え"病原体が付着した聴診器の膜面"がとても気になってしまうのです。でも実はドラマの世界だけではありません。実際の病院でも日常的に見られる光景なのです。

外来でも病棟でも聴診器で呼吸音や心音を聴取すると，聴診器の膜面には患者さんの皮膚表面に付着している病原体が付着します。救急外来などで外傷患者さんの気胸や血胸の有無などを確認したりすると，患者さんの血液が聴診器に付着することがあります。

そんな汚れた聴診器を医師や看護師がそのまま首からぶら下げ，そのまま次の患者さんの聴診に使うなんて光景を想像すると，病原体が伝播するのではないかと気が気でなりません。

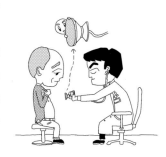

☞油断大敵：聴診器の膜面！

聴診器の膜面は患者さんの皮膚に直接触れますから使用後は患者さんの皮膚の常在菌が付着しています。したがって，聴診器の膜面は使用後には消毒しなければなりません。

　聴診器の膜面は表面積が小さいので，アルコールで消毒可能です。一般に環境表面の消毒は次亜塩素酸ナトリウムが用いられ，アルコールは使いません。アルコールは揮発性があるので，広範囲の環境表面を消毒しようとしても途中で蒸発してしまって効果が期待できないからです。しかし，小さな表面積ならアルコールを用いることができます。

　聴診器は毎回の診療に用いるので，頻回な消毒が必要となります。そのため，簡単に入手できる消毒薬でなければなりません。採血時に用いるアルコール綿は現在は単包化されているので容易に使用できます。また，アルコール手指消毒薬は外来，病棟のどこにでも設置されています。したがって，毎回の診療の前後には聴診器をアルコール綿もしくはアルコール手指消毒薬で消毒すれば，聴診器を介した病原体の伝播を防ぐことができます。

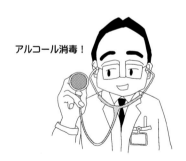

　　　環境表面の消毒：小さな表面積→アルコール
　　　　　　　　　　　大きな表面積→次亜塩素酸ナトリウム！

4. 環境清掃〜どこまでやるか？

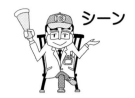

日常的な環境清掃を適切に実施することは重要ですが，ここでは突発的に発生するような環境の問題とその対処法についてシーンの中で解説します。

❶台風後の水漏れや水道漏れ〜古い病院は大変！

　新しい病院であれば，台風や嵐が来たとしても窓の周辺からの雨水の侵入や雨漏りなどはありません。しかし，古い病院では雨漏りを経験することがあります。

　大型台風が直撃した地域のある病院での出来事です。台風が去った後に病院管理チームが病院全体の被害を確認していました。

　調査の結果，廊下の窓のガラスが割れて雨水が侵入してしまい広い範囲にわたって壁が濡れていました。また，病室では台風の強い風によって窓ガラスが浮き上がり，その周囲から雨水が流れ込んでいたのです。

　割れたガラスは取り換えて，窓ガラスの周辺の雨水はふき取りました。しかし，濡れた壁については雨水の侵入場所の検出と修理に多大な費用がかかるので，同じような強力な台風がふたたび直撃しない限り，壁への雨水の侵入はないと判断してそのまま放置しておくことになりました。

　しかし，濡れた壁などをそのままにしておくと，そこで**アスペルギルス**が増殖して感染源となりうるので，十分に乾燥させなければなりません。そして常に雨漏りするようなところ

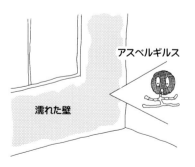

は必ず修繕しておく必要があるのです。

　新しい病院であっても水道の不具合などで水浸しになったり，床や壁が濡れてしまうことがあります。このような状況でもアスペルギルスや緑膿菌など，様々な病原体が増殖しやすくなりますので，十分に乾燥させるなど迅速に対応することが大切です。

> ☞水漏れの放置 ⇒ アスペルギルスの増殖 ⇒ すぐに改修！

 ❷道路工事～アスペルギルス胞子の浮遊地帯

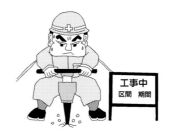

　道路工事や建築工事では道路や敷地から土を掘り起こしたりしているので土埃が舞いあがっています。それを防ぐために工事の人々は水で希釈した粉塵・濁水防止剤を予め散布して土埃が舞い上がらないようにしています。

　正常免疫の人が土埃を吸い込んだとしても，咳が出る程度で済みます。しかし，造血幹細胞移植の患者さんのような厳しい免疫不全の人が土埃を吸い込むと**侵襲性肺アスペルギルス症**を合併する危険性があります。土埃には**アスペルギルス胞子**が含まれているからです。侵襲性肺アスペルギルス症は極めて死亡率の高い感染症なので感染予防が大切です。したがって，抵抗力の低下している人は道路工事や建築工事をしているところには近づかないようにしなくてはなりません。

> ☞免疫不全患者さん ⇒ 道路工事・建築現場を避ける！

　しかし，自宅や職場の近くで道路工事や建築工事があれば，そこ

を避けて迂回することができない場合もあります。もし抵抗力の低下した人がこんな状況に遭遇したら，それこそN95マスクを装着して，アスペルギルス胞子を吸い込まないようにしなくてはなりません。

　本来，N95マスクは空気感染対策として使用される呼吸器防護具で，フィットテストやシールチェックを実施した医療従事者が装着するものです。どうしてもアスペルギルス胞子を回避したい場合は，工事現場の前を通るときだけでもN95マスクを装着できれば理想的です。しかし，四六時中，N95マスクを持って街を歩くわけにはいきません。そのため代替策としてサージカルマスクやハンカチで口を覆い可能な限り土埃を吸い込まないようにします。

Column　侵襲性肺アスペルギルス症

　アスペルギルスは土壌，水，腐敗植物にみられる真菌です。医療施設の中にも存在します。免疫不全の人がアスペルギルス胞子を肺に吸い込むと侵襲性肺アスペルギルス症になる危険性があります。侵襲性肺アスペルギルス症では，まずアスペルギルス胞子が肺組織に浸潤して肺炎となります。それに引き続き，血流を介して拡散し，複数の臓器に感染していくのです。

　侵襲性肺アスペルギルス症の死亡率は極めて高いことが知られています。同種造血幹細胞移植で94％，再生不良性貧血や白血病で13〜80％，HIV感染で＞80％，固形臓器移植で68〜100％です。

　そのため，抵抗力の極端に低い人は道路工事などが行われている場所には近づかないようにします。また造血幹細胞移植の患者さんには防護環境に入室させるといった対応を行って感染を防ぐことが大切です。

☞侵襲性肺アスペルギルス症 ⇒ 死亡率は極めて高い！

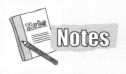

Notes ❿ ノロウイルス胃腸炎の患者さんの病室の消毒

　ノロウイルスは極めて感染力が強く，わずか 18 個のウイルスで感染してしまいます。したがって，ノロウイルスが付着している環境表面は消毒が必要となってきます。この場合，トイレやドアノブや手すりなどといった「手指の高頻度接触表面」を重点的に消毒します。

　CDC はノロウイルスガイドラインにおいて，環境表面を 1,000 〜 5,000ppm（0.1 〜 0.5％）の次亜塩素酸ナトリウムで消毒することを推奨しています。次亜塩素酸ナトリウムをこの濃度で作成した場合は 24 時間以内に使用しなければなりません。失活していくからです。濃度が 2 倍（2,000 〜 10,000ppm）（0.2 〜 1％）なら 30 日以内に使用すれば大丈夫です。

　環境表面を 1,000ppm（0.1％）の次亜塩素酸ナトリウムで消毒すると，室内に臭いが立ち込めるので，十分な換気が必要となります。濃度を低くすれば臭いの問題は解決するかもしれませんが，次亜塩素酸ナトリウムは蛋白によって失活するので，消毒の前に環境表面をよく拭き取って，蛋白や汚れを十分に除去しておく必要があります。

　ノロウイルス胃腸炎の患者さんが入院していると，ベッドの上で嘔吐したり，ベッドを下痢便で汚すことがあります。そのときには，シーツなどのリネンの洗濯・消毒が必要となります。

　医療機関の中には，リネンの洗濯を外部委託しているところがありますが，ノロウイルスなどによって感染の危険性のあるリネンについては施設内で一次消毒してから委託することとなっています。次亜塩素酸ナトリウムにてリネンを消毒する場合には 50ppm（0.005％）に 30℃で 5 分間浸すことで対応します。もちろん，80℃以上の熱湯に 10 分以上浸して消毒しても構いません。

Notes ⓫ スポルディングの分類

　医療機関で使用されている医療器具を感染対策の観点から分類すると，「**クリティカル器具**」「**セミクリティカル器具**」「**ノンクリティカル器具**」の 3 つに分けられます（表）。

4. 環境清掃〜どこまでやるか？

表 スポルディングの分類表

分類	処置	対象器材の例
クリティカル 通常無菌の組織や血管に挿入されるもの	滅菌	手術器材 インプラント　など
セミクリティカル 損傷の無い粘膜および創のある皮膚に接触するもの	高水準消毒／滅菌	人工呼吸器 麻酔器回路 軟性内視鏡 膀胱鏡　など
ノンクリティカル 損傷の無い皮膚と接触するもの	低水準消毒／洗浄	血圧計 酸素マスク 膿盆 ガーグルベースン 便器・尿器 環境表面　など

(E.H. Spaulding の分類を一部改変)

「クリティカル器具」は患者さんの血管内や組織内のような無菌組織に挿入もしくは留置される医療器具のことであり、血管内カテーテルやメスなどが含まれます。

「セミクリティカル器具」は消化管や気道の粘膜や破綻のある皮膚（外傷など）に触れる器具で内視鏡や気管支鏡などが含まれます。

「ノンクリティカル器具」は健常皮膚に接触する器具で松葉杖などが含まれます。

これらの器具を患者さんに使用した後には滅菌・消毒・洗浄を実施することになります。この場合、クリティカル器具は滅菌、セミクリティカル器具は滅菌もしくは高水準消毒、ノンクリティカル器具は洗浄もしくは低水準消毒薬にて対応することとなっています。

環境表面はヒトの皮膚に接触することはありますが、粘膜や無菌組織に接触することはないので、ノンクリティカルに分類されます。環境表面はノンクリティカルなので洗浄もしくは低水準消毒薬で十分に対応できるのです。

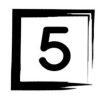

感染経路別予防策
標準予防策と何が違うか

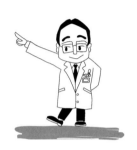

違いを例えて言うなら…

　冬の寒い日にはセーターやコートにマフラーといった感じで厚着をして出かけるものですが，たまにバス停などで待っていたりすると，信じられないくらい薄着の人を見かけることがあります。私は思わず「今日は寒いのに，そんな薄着で寒くないんですか？」と聞

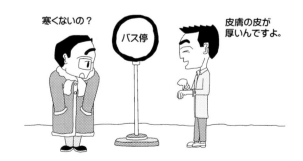

いてしまいます。すると,「大丈夫です。どうやら私は皮膚の『皮』が厚いようですから…」なんて答えが返ってきます。

そこでふと思ったのです。標準予防策と感染経路別予防策の違いを例えて言うなら,「皮膚と衣類」の違いのようではないかと。つまり,標準予防策が「皮膚」で,感染経路別予防策が「衣類」というわけです。ず

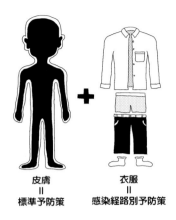

皮膚
＝
標準予防策

衣服
＝
感染経路別予防策

いぶん唐突な例えだと思われるかもしれませんが,その理由はこうです。

標準予防策は常に実施すべき感染対策です。人間も生まれたときから「皮膚」によって包まれています。火傷などで破綻してしまうと,そこから感染症になってしまいます。皮膚がない,あるいは皮膚の一部が欠損している人は感染症に脆弱です。それと同様に標準予防策を実施しないとか標準予防策を十分に守れない医療機関も感染に脆弱なのです。

皮膚は体内の臓器を守るだけではなく,発汗によって体温を調整したり,針などで刺されたときの疼痛を感じたり,気温の変化を感じとったりと,日常の健康を維持するための様々な機能を持っています。標準予防策も手指消毒,個人防護具,リネン,患者さんの配置,環境の維持管理,咳エチケットなど,様々なメニューを持っていて,それらを実行することにより日常の感染対策を維持しているわけです。

さて,私たちは寒い日には厚着を,暑い日には薄手の服を着るといったように状況に合わせて着る物を変更します。これは常時行う標準予防策に対し,必要に応じて行う**感染経路別予防策**にあたりま

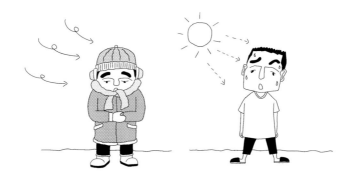

す。接触感染には接触予防策，飛沫感染には飛沫予防策，空気感染には空気予防策というように感染経路別予防策も衣類と同様に感染様式に応じて対応を決定します。

　人間は皮膚の上に衣類を着ます。感染対策でも標準予防策の上に感染経路別予防策を加えて実施します。皮膚があるからその上に衣類を着ることができるのと同様に標準予防策を実施しているからこそ感染経路別予防策を追加して行うことができるのです。衣類を脱いでも皮膚があるように，感染経路別予防策が終了しても標準予防策がひき続き遵守されていなければなりません。

> 👆皮膚と衣類　vs　標準予防策と感染経路別予防策

　インフルエンザの患者さんの感染性期間（他の人にウイルスを感染させる能力がある期間）を経過した患者さんに対しては飛沫予防策を終了できます。しかしこの場合，病室に入室する医療従事者は「これで何もしなくてもよくなった！」と思ってはいけないのです。飛沫予防策が終わっても標準予防策は残っているのです。患者さんが咳をしていたら，当然ながらサージカルマスクを着用して手指衛生も徹底します。

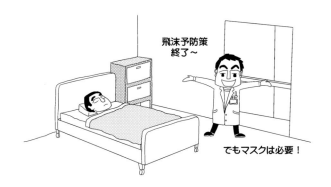

 ここが決定的な違い！

　感染経路別予防策には**接触予防策，飛沫予防策，空気予防策**があります。どの予防策も**個人防護具**の着用と患者さんの配置（個室入室か大部屋入室かなど）が重要なポイントになっています。ここでは個人防護具に焦点を当てて標準予防策と感染経路別予防策の相違についてお話します。

　標準予防策では状況に応じて，ガウン，マスク，手袋，ゴーグルなどを装着します。接触予防策ではガウンと手袋，飛沫予防策ではサージカルマスク，空気予防策ではN95マスクが必須です。このように標準予防策でも感染経路別予防策でも，同じように個人防護具を装着するのですが，実は決定的な違いがあります。

　それは個人防護具の装着を"誰が判断するのか"という違いです。

　標準予防策では，患者さんのケアを担当する医療従事者自身が発生しうる曝露を予測し，その状況に応じた個人防護具を選択して装着します。

　例えば採血時には患者さんの血液が手指に付着する可能性があるので，「手袋を装着しよう！」と自分で判断します。交通外傷で重傷患者さんをケアするときにも患者さんの血液が飛散して衣類や顔

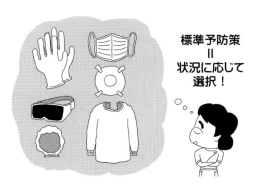

面が汚染する可能性を想定し，自分の判断でガウン，手袋，ゴーグルを装着します。挿管患者さんの気道吸引のときに患者さんの咳によって気道分泌物が周辺に飛散することを予想して，やはり自分の判断でガウン，手袋，ゴーグル，マスクを装着することになります。

このように標準予防策では，患者さんに行う医療処置ごとに必要な個人防護具が異なりますから，その都度，ケア担当者が判断して必要な個人防護具を装着することになります。

一方，感染経路別予防策では，それが必要な病室内では予防策ごとに装着すべき個人防護具が決められていますから，個々の医療従事者が決める必要はないのです。

例えば，多剤耐性緑膿菌を保菌している患者さんの病室に入室するときには接触予防策が適用されますから，入室する医療従事者全員が常にガウンや手袋などの個人防護具を装着しなくてはなりません。同様にインフルエンザやムンプスの患者さんの病室では飛沫予防策が必要なので常にサージカルマスクを装着します。麻疹や水痘の患者さんの病室では空気予防策が必要ですから常にN95マスクを装着します。これらを装着するか否かは医療従事者の判断で決まるのではなく，どの感染経路別予防策が適用されているかによってあらかじめルールとして定められているのです。

5. 感染経路別予防策〜標準予防策と何が違うか

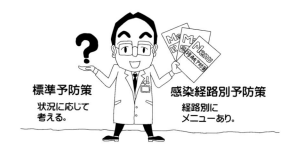

つまり，標準予防策では"医療従事者が予測される曝露に応じて必要な個人防護具を装着する"という現場での経験に基づいた難易度の高い判断が求められますが，感染経路別予防策では病室に入る際にどのような個人防護具を装着すべきかが決まっているので，医療従事者は自分で判断する必要がありません。

研修医や新人看護師にとっては，やるべきことが決まっている感染経路別予防策は比較的しっかりとできますが，個人防護具の装着の判断において現場での経験が必要となる標準予防策はうまくできないことが2つの予防策の違いを反映していると思います。

> 感染経路別予防策では決められた個人防護具を着用する。

感染経路別予防策は，入室するすべての医療従事者は決められた個人防護具を装着しなければなりませんが，1つだけ例外があります。それは感染経路別予防策が必要な医療従事者と必要でない医療従事者がいるということです。

例えば麻疹ウイルスや水痘・帯状疱疹ウイルスは空気感染するので，病室に入室する医療従事者はN95マスクを装着しなければなりません。しかし，これらのウイルスに対する抗体を十分に持っている医療従事者は感染することはないので，N95マスクは不要と

なります。病室に入室するときには，必ずN95マスクを装着するというのが空気予防策のはずなのに，N95マスクが「必要なスタッフ」と「必要ないスタッフ」がいるのです。

しかし，抗体を持っていれば何も装着せずに入室してよいというわけではありません。患者さんが咳をしていれば，標準予防策としてサージカルマスクを着用し，患者さんにも標準予防策として咳エチケットを実施してもらう必要があります。

ただし，結核菌については，すべての人が感受性があるので，入室する医療従事者全員にN95マスクが必要となります。ツベルクリン反応が陽性であっても結核菌には感受性があるので，すべての人がN95マスクを装着しなければならないのです。

Column 隔離予防策ガイドライン改訂版の変更点

1996年のCDC隔離予防策ガイドラインでは「飛沫予防策は，患者さんから約1m以内ではサージカルマスクを着用する。接触予防策は，医療従事者の衣類が患者さん，環境表面，病室の物品に相当接触することが予想される場合に入室時にガウンを着用する」と勧告されていました。

しかし，患者さんとの接触の程度にあわせて着用を判断することはむずかしいし，汚染した環境表面が病原体伝播の重要な感染源であるため，2007年の改訂ガイドラインでは「入室時に装着する」と変更されました。

また，感染経路別予防策を実施する場合は，患者さんの受け入れおよび医療従事者の遵守を向上させるために，患者さんに発生する副反応（不安，抑鬱，気分の動揺，恥辱感，スタッフの接触の減少など）を中和するためのメンタルケアにも努める必要があることも強調されています。

5. 感染経路別予防策〜標準予防策と何が違うか

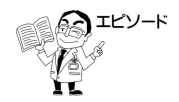

ときどき感染経路別予防策を実施しなければならない状況を経験するのですが, ここでは実際に経験したエピソードを紹介します。

❶肺炎と思われたが結核であった症例
〜結核は擬態が得意！

コノハチョウという蝶は自らの姿を枯葉に似せて目立たなくし, 外敵から身を守っています。アマゾンを中心とした南アメリカ北部に生息している魚のリーフフィッシュは, 何と枯葉そっくりになるのだそうです。このように姿を変える「擬態」は様々な動物や昆虫でみられます。

擬態はそのつもりでよーく見なければ, 背景と区別できません。つまり, 擬態を見抜くには, そこに動物や昆虫がいることを疑って見なくてはならないのです。

実は, **結核**は擬態が得意です。「誤嚥性肺炎や珪肺と診断されて入院したのに喀痰検査で結核菌が検出された」「肺がんを疑って気管支鏡を実施したら結核菌が確認された」といった事態に遭遇する

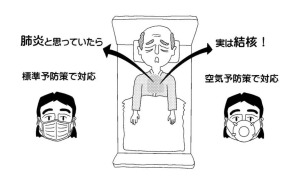

ことはよくあります．そのため，肺に病変のある患者さんでは常に結核かもしれないことを想定しておかなければなりません．さもなければ，擬態に騙されてしまいます．

> 👉 肺に病変のある患者さんでは常に結核を疑う！

　結核らしき症状や所見のある結核患者さんであれば，最初から**空気予防策**の実施を決め，患者さんを**空気感染隔離室**に入室させます．しかし，結核を全く疑わせない状態の患者さんの場合には，一般病室に入室させてしまいますね．
　それでは肺所見のあるすべての患者さんに空気予防策を実施すべきでしょうか？　肺所見のある患者さんには空気感染隔離室に入室してもらい，スタッフはN95マスクを装着し続け，喀痰検査を実施して結核菌が確認されなければ，空気予防策を解除すればよいのでしょうか？　そのような重装備をしても結核の問題を回避することはできません．なぜなら最初の2回の喀痰検査で結核菌が陰性であっても，3回目で結核菌が検出されたということもあるからです．
　やはり，結核を疑う患者さんには直ちに空気予防策を実施し，結核の可能性がほとんどない患者さんに対しては咳エチケットをしてもらい，ケアする医療従事者はサージカルマスクを着用するといった標準予防策で対応するしかないのです．しかし，擬態を得意とする結核なわけですから，肺病変のある患者さんには必ず結核を疑う姿勢が重要であり，そのことが初期段階の感染対策を大きく左右することになるのです．
　万が一，結核患者さんを大部屋に入室させてしまって，同室者や医療従事者が結核菌に曝露してしまった場合には接触者調査と化学予防（現在は，「潜在性結核感染の治療」と呼ばれています）を実施することになります．

> **Column** IGRA
>
> 　結核菌感染の検査法である IGRA（インターフェロン-γ遊離試験：Interferon-Gamma Release Assays）には T-Spot と QFT があります。IGRA は結核感染者から得られた血液中の T 細胞が結核菌抗原に曝露して IFN（インターフェロン）-γ を放出することを利用した検査法です。
>
> 　QFT では T 細胞が放出した IFN-γ の量を測定し，T-Spot では IFN-γ を放出した T 細胞の数を測定しています。両検査も結核菌感染の診断のための全血検査ですが，結核と潜在性結核感染は区別できません。
>
> 　IGRA の利点には「患者さんは単回の受診でよい」「結果が 24 時間以内に得られる」「連続した検査によって反応がブーストされない」「過去の BCG の影響を受けない」といったものがあげられます。

❷個室が足りないときの帯状疱疹の患者さんの入院をどうする？

　高齢化に伴い帯状疱疹に罹患する人が増えています。昔，水痘に罹患した人の神経節に眠っていたウイルスが高齢による免疫力の低下で，帯状疱疹を発症するからです。

　特に問題は，帯状疱疹の患者さんの病室の空気中にも水痘と同様に，水痘-帯状疱疹ウイルスが浮遊していることです。帯状疱疹の水疱部分を掻破したりするとウイルスが空気中で**エアロゾル**として浮遊し，抗体を持たない人がそれを吸い込むと感染してしまうのです。

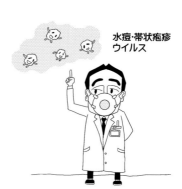

水痘・帯状疱疹ウイルス

　帯状疱疹も空気感染する！

ただし，帯状疱疹の感染力は水痘に比べると約1/4程度と推定されます。それでも空気感染することに変わりがないので，帯状疱疹の患者さんも個室に入室させるのが望ましいです。しかし，ほとんどの病院は個室が潤沢に用意できるわけではありません。そのため，次善の策としてウイルスを空気中に浮遊させやすい患者さんを優先的に隔離します。

　例えば，胸部や腹部のようにガーゼで水疱部分を覆って上から服を着せることができれば空気中にエアロゾルが出ることは少なくなりますから大部屋に入室させ，顔面や手指のようにガーゼで覆うことが困難な患者さんには個室に入室してもらうようにして対応します。

 ❸接触予防策にスリッパ？〜感染対策に儀式はいらない！

　儀式とは，宗教などで一定の形式やルールに基づいて行われるもので，いつの時代も世界中のいたる地域で行われています。これと同じように感染対策の世界でもいわゆる儀式的に行われていたことがあります。その代表が"感染対策としてのスリッパの着用"です。

　最近は病院でスリッパを見かけることがずいぶん減りましたが，20年ほど前はスリッパ花盛りでした。手術室，血管造影室，無菌室（防護環境），集中治療室，新生児集中治療室などに入室するときには必

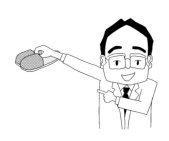

ずスリッパを履きました。もちろん，MRSA対策としてもスリッパを履いていたのです。

MRSA対策でのスリッパ着用の目的は「靴のまま入室すると，靴裏にMRSAが付着して廊下などが汚染されるのを防ぐ」というものでした。スリッパだと靴下の一部が露出するので，患者さんの血液や体液が垂れ落ちると，靴下が汚染してしまうのですが，そういう可能性は考えなかったようです。

☞スリッパは感染対策からみれば，ただの儀式！

当時はMRSAの患者さんの病室の入口にはガウンが吊るしてあり，スリッパが用意されていました。スタッフは白衣の上からガウンを着て靴を脱いでスリッパを履き病室に入り，病室でのケアを終えると，病室から出てスリッパを脱ぎ靴に履きかえます。そして，ガウンを脱いでガウン掛けにかけ，別の病室へ移動するのです。このようにガウンとスリッパの着脱を厳重に実施していたのですが，病室の入口での手指消毒には無頓着だったのです。

MRSAは，環境表面からではなく医療従事者の手指を介して伝播する病原体であるのに手指衛生はせず，ガウンを着てスリッパを履けばMRSA対策は完了だと思っていたのです。

室内で手袋を装着していたので，手の汚染はないと思ったのかもしれませんが，手袋を外した後の手指衛生が大切なのです。手袋を脱ぐときに手首を汚したり，手袋に孔があいていた可能性があるからです。

☞MRSA対策で最も大切なのは手洗い！

❹ 接触予防策の解除とは？
〜何もしなくてもよいということではない！

　10年以上前のことです。角化型疥癬の患者さんに**接触予防策**を実施したことがありました。

　角化型疥癬では何万〜何百万という疥癬虫が寄生しているため，短時間の軽い接触でもヒトからヒトへ伝播します。また，周辺の環境も疥癬虫で汚染されます。そのため隔離して接触予防策を実施する必要があるのです。

　角化型疥癬ではイベルメクチン内服，クロタミトン塗布，シャワー浴などをしても疥癬虫が比較的長期間にわたって残存することがあるので，接触予防策も1〜2日で終了するわけにはいきません。当時，1週間以上の接触予防策を実施しましたが，最終的に疥癬虫が皮膚から検出されなくなったので接触予防策を終了しました。そのときの出来事です。

　私が「疥癬虫が皮膚から検出されなくなったので接触予防策は本日で終了しましょう」と言うと，担当スタッフが「よかった。これで何もしなくてもいいんですね。接触予防策は大変でしたから」と言ったのです。

　接触予防策はスタッフにとって手間を要する感染対策なので日常

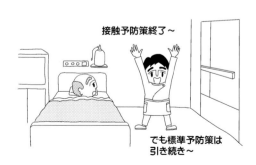

業務が多忙なときには早く終了したい対策です。ですから「接触予防策は大変でした」という発言には同意します。しかし「これで何もしなくてもよくなった」というのは大きな間違いです。

なぜなら標準予防策は継続しなくてはならないからです。既に述べたように，接触予防策は単独で実施することはありません。標準予防策にプラスして実施する感染対策です。この患者さんは「標準予防策＋接触予防策」でケアをされていたのですから，接触予防策が終了しても，「標準予防策」は続けなければなりません。

> 接触予防策が終了しても標準予防策は継続して実施する！

標準予防策は手指衛生や必要に応じた個人防護具の着用などいくつかの対策の集合体です。角化型疥癬の感染対策では「標準予防策＋接触予防策＝100」とすると，その重要性は接触予防策が10，標準予防策が90といったところでしょうか。つまり「これで何もしなくてもよくなった」ということには絶対にならないのです。

❺ 術前の感染症検査は必要？
～検査は時として油断を生む！

術前にHBV，HCV，HIVなどの感染症検査が実施されることがあります。こうした検査は必要かと言うと，必要な場合と不要な場合があるのです。必要な場合とは術前の患者さんに感染症を疑わせる徴候があるとき，および患者さんが輸血を受けるときです。不要な場合というのは感染対策を目的としている場合です。

感染症検査は患者さんにとってメリットがある場合に実施します。例えば，手術をしようとした患者さんの口腔内にカンジダ症がみられ，その他にもHIV感染を疑わせる徴候があればHIV検査を

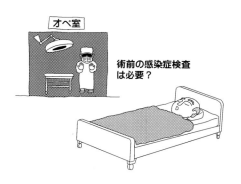

実施するのが適切です。HIV 感染を診断すれば抗 HIV 薬による治療ができるのでエイズ発症を防ぐことができます。また，配偶者やパートナーへの感染も防ぐことができるのです。

血液製剤に HBV，HCV，HIV が混入していることはほとんどありませんが，輸血による感染の可能性はゼロではありません。実際，国内でも感染例の報告はありますし，献血した人の中で HBV，HCV，HIV が検出されることもよくみられます。そのため，輸血によって感染する可能性があるのです。

したがって，輸血前に感染症検査（HBV，HCV，HIV）をしておいて，感染していないことを確認しておくことは大切です。輸血後は一定の期間を過ぎた段階で感染症検査を実施しますが，万が一陽性となった場合に輸血前の陰性結果が確認されていれば，輸血製剤の汚染を疑うことになります。輸血前の検査が実施されていないと，もともと感染していたのかどうかが不明なままになってしまいます。

> 患者さんの感染症検査は患者さんのために実施する！

院内感染対策として術前に感染症検査を実施するのは不適切です。術前に検査して感染が判明したら重装備で手術し，感染してい

なければ軽装備で手術をするなんていうバカげた話はありません。そんな検査をしても油断につながるだけで到底感染対策とは言えないのです。

現在のHIVのスクリーニング検査は第4世代と言われていますが，それでも感染してから3週間程度のウインドウ期（感染していても検査結果が陰性を示す時期）があります。したがって，HIVスクリーニング検査が陰性であったとしても感染していないとは言い切れないわけです。

また，感染症はHBV，HCV，HIVだけではありません。プリオン，成人T細胞白血病ウイルス，あるいは未知の病原体などに感染しているかもしれないのです。すべての患者さんが何らかの病原体に感染しているかもしれないという前提で対応すべきであって，術前に患者さんの感染症検査をする必要はないのです。

ここで考えていただきたいのは，「医療従事者から患者さんへの感染」についてです。例えば手術中に術者が患者さんの体内で誤って自分の手指をメスで切ってしまったとします。そうなると医療従事者の血液に患者さんが曝露することになります。もし医療従事者がHBV，HCV，HIVあるいは何らかの病原体に感染していたとすれば，患者さんに感染してしまう危険性があるわけです。そのため，米国では，外科医や手術担当看護師などが定期的に感染症の検査を受けることが推奨されています。

つまり「手術患者さんは感染症に罹患していることを前提として取り扱うべきなので術前の検査の必要はなく，医療従事者は，術中に無防備となる患者さんに感染させる危険性があるので検査をしておく」という方針でなくてはいけません。

☝患者さんのために，医療従事者の感染症検査を実施することがある！

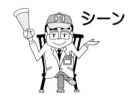 シーン　結核患者さんには空気予防策が必要です。しかし，HIV感染の患者さんには標準予防策で対応します。こうした当然の対応をシーンをあげて解説します。

 ❶結核患者さんによる空気汚染
～長時間の空気の共有で伝播する

　微熱と咳嗽が数週間続いているということで70歳代の男性患者さんが外来を受診しました。2週間以上の微熱や咳嗽があれば結核も鑑別すべき疾患となるので胸部レントゲンを撮りました。すると左上肺野に陰影があり，空洞らしきものがみられたのです。そのため胸部CTを撮影し，そのまま入院となりました。この間，患者さんには咳エチケットを遵守してもらいました。

　結核は空気感染するため，外来待合室，胸部レントゲン室，CT室の待合室と撮影室，診察室など患者さんがいた場所の空気中に結核菌を含んだ飛沫核が浮遊している危険性があります。また，患者さんが歩いた廊下では周辺にいた別の患者さんが曝露しているかもしれません。では，待合室や廊下でこの患者さんに接触した人すべてに結核菌感染の危険性があるでしょうか？

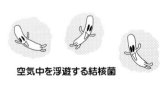
空気中を浮遊する結核菌

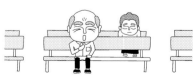

結核菌は飛行時間8時間の機内における空気の共有で伝播したという報告がありますが，短時間の空気の共有では感染しません。待合室，廊下，診察室での接触時間は数分程度ですから，結核菌が伝播することはないのです。しかし，入院するとなると同室者とは24時間空気を共有しますから感染の危険性が出てきます。

　これにより，結核を疑う患者さんは空気感染隔離室に入院してもらい，その病室に入室する医療従事者はN95マスクを装着してケアをします。医療従事者が室内にいるときに，患者さんには咳エチケットとしてサージカルマスクを着用してもらいます。

❷ HIV感染者／エイズ患者さんの入院
～過剰な感染対策は不要！

　エイズの患者さんがニューモシスティス肺炎にて入院しました。この場合，どのような感染対策を講じればよいでしょうか？ 患者さんをケアする看護師や中心静脈カテーテルを挿入する医師などがHIVに感染しては大変なことです。では，重装備で感染対策をするのでしょうか？

　HIVは血液媒介病原体ですから飛沫感染も接触感染もしません。当然，空気感染もしません。患者さんの血液が付着した注射針で針刺しをした場合に感染する危険性があるのです。したがって，HIV感染者/エイズ患者さんの感染対策は標準予防策で行います。病室に入室して血圧を測定したり，衣類を交換したり，食事を介助したりするときには手指衛生のみで十分で，手袋やガウンを装着する必要はありません。もちろん，血液に触れる可能性のある場合には手袋をしなければなりません。

☞ HIV感染者/エイズ患者さんの感染対策 → 標準予防策！

もしHIVの患者さんが下痢をしていて下痢便によって医療従事者の衣類が汚染する可能性のあるときにはガウンと手袋を，気道吸引によって喀痰飛沫が飛び散り，医療従事者の顔面が汚染される可能性があるときにはフェイスシールドもしくはマスクとゴーグルを装着します。これも標準予防策です。したがって，HIV感染者/エイズ患者さんは個室隔離する必要はないのです。

❸満床時の入院先〜状況に応じて対応する

☞**インフルエンザ：**
　毎年，冬になると病棟稼働率が上昇します。インフルエンザの影響もあり，高齢者が肺炎になったり脱水となったりして入院してくるからです。もちろん，心筋梗塞や脳内出血のような感染症以外の疾患も気温の低下とともに増加してきます。
　ある冬の日，朝から全病棟はほぼ満床でした。そこにインフルエンザで脱水となった高齢者の入院希望が外来から病床管理室に入りました。インフルエンザであるため個室管理がよいのですが，個室は既にいっぱいです。
　インフルエンザの患者さんが複数いれば，**コホーティング**ということで大部屋にインフルエンザの患者さんを集めることになりますが，そうでない場合は，通常の大部屋に入れざるを得なくなることもあります。
　この場合，インフルエンザは飛沫感染であることから，飛沫の拡散を予防すれば感染対策としては成立します。そのため，「カーテン隔離」と称して，患者さんを大部屋に入室させカーテンを閉め，飛沫が隣のベッドの患者さんに到達しないようにする苦肉の策を実施することになります。

> 👆苦肉の策：満床時のインフルエンザ患者の入院先
> 　　　　　⇒「カーテン隔離」して大部屋に入室

☞ **ノロウイルス胃腸炎：**

　ノロウイルスの場合，嘔吐をすると吐物がエアロゾル化して空気中を漂います。そのため，カーテン隔離では不十分です。

　ノロウイルス胃腸炎のアウトブレイクが病棟で発生することがありますが，このときは大変です。当然ながら，症状のある患者さんは個室に入室させます。患者さんが複数発生した場合は，症状のある患者さんを大部屋に入室させます（コホーティング）。下痢・嘔吐が治癒してから48時間以上経過した患者さんはノロウイルスに対する免疫があるので，満床時には，症状のある患者さんと同室にするという非常手段をとります。

> 👆苦肉の策：下痢・嘔吐が治癒してから48時間以上経過した患者さん
> 　　　　　⇒満床時のノロウイルス対策に活用！

Notes ⓬ 感染経路別予防策

　感染経路別予防策は標準予防策のみを実施しても感染経路を完全には遮断できない場合に用います。複数の感染経路のある疾患（SARSなど）では，複数の感染経路別予防策を用います。単独で用いても組み合わせて用いても，それらは常に標準予防策に加えて実施します。

☞ 接触予防策

　接触予防策は患者さんとその周辺環境への接触によって感染する病原体の伝播を防ぐことを目的としています。創部からの過剰な排膿，便失禁，分泌物による環境の広範囲汚染防止などでも実施します。

　接触予防策の必要な患者さんをケアする医療従事者は入室時にガウンと手袋を装着し，病室から出る前に廃棄します。患者さんは個室に入院させますが，個室を利用できないときは，コホーティングします。

☞ 飛沫予防策

　飛沫予防策は，飛沫に含まれた呼吸器分泌物が呼吸器または粘膜に接触することによって拡散する病原体の伝播を防ぐことを目的としています。これらの病原体は，長距離にわたって感染性を維持することはないので，飛沫感染を防ぐための特別な空気処置や換気は必要ありません。病室の扉は開けておいても構いません。

　飛沫予防策には個室を使用しますが，個室が利用できないときは，コホーティングします。患者さんのベッド間に1m以上の空間的距離をおくことやカーテンを引くことは大部屋にいる飛沫感染する感染症の患者さんには特に重要です。

　医療従事者は入室時にサージカルマスクを装着し，退室時に廃棄します。患者さんは咳エチケットとしてサージカルマスクを装着します。

☞ 空気予防策

　空気予防策は空気中を浮遊して長距離にわたって感染性を維持できる病原体（麻疹ウイルス，水痘-帯状疱疹ウイルス，結核菌，SARSウ

イルスも可能性あり）の伝播を防ぐための感染対策です。
　空気予防策が必要な患者さんは空気感染隔離室に入室させます。室内の陰圧を維持するために，病室の扉は必ず閉めます。医療従事者は入室時にN95マスクを装着します。N95マスクはフィットテスト，シールチェックが合格したものを利用します。患者さんは咳エチケットとしてサージカルマスクを装着します。

Notes ⓭ 空気感染隔離室

　空気感染隔離室は麻疹，水痘，結核などの空気感染する感染症の患者さん（疑いの患者さんも含む）を隔離するための個室病室です。室内の空気圧が隣接区域よりも陰圧となるように設定されているので，病室内の空気中に浮遊している病原体が室外に流れ出ないようになっています（図1）。

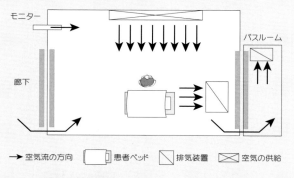

図1　空気感染隔離室

　換気回数は1時間に6〜12回で，空気は病室から建物の外部に直接排気されます。再循環する場合は，HEPAフィルタで濾過してから室内に空気を送り込みます。外部に直接排気する場合でも，排気口の近くを人が歩くような状況であれば濾過してから排気する必要があります。空気感染隔離室にはトイレやバスルームを設置して，患者さんが室外に出ることを極力減らすようにします。
　患者さんが入院している期間は空気流が廊下から室内に向かって流れていることを毎日記録します。この場合，差圧計で確認するのではなく，スモークチューブなどで目視をします。差圧計が故障している

かもしれないからです。

毎日空気流を確認しないと，フィルターが目詰まりを起こして陰圧が確保されていなくてもそれに気付かず，病原体が室外に流出してしまっていることがあります。

☞ 空気感染隔離室の空気流 → 毎日，チェック

Notes ⓮ 防護環境

防護環境はこれまで日本では「無菌室」と呼ばれていました。現在もそのように呼んでいる施設は多いと思います。この病室は同種造血幹細胞移植患者さんのためのアスペルギルス対策として利用され，室内の空気が陽圧に保たれています。また，室内に流入する空気はHEPAフィルタで濾過されています。換気回数は時間当たり12回以上必要です（図2）。

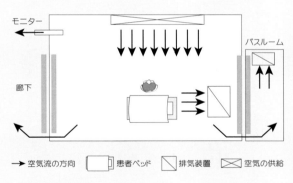

→ 空気流の方向　　患者ベッド　　排気装置　　空気の供給

図2　防護環境

防護環境
❶HEPAフィルタを使用する。
❷病室の換気回数（≧12回）を多くする。
❸一方向性の室内空気流（病室の一側で流入して反対側から流出する）を用いる。
❹廊下または前室に比較して病室の気圧を陽圧にする。
❺病室を十分シールドする。

どうして，防護環境が必要かというと，同種造血幹細胞移植患者さんのような厳しい免疫不全の患者さんがアスペルギルス胞子を吸い込むと侵襲性肺アスペルギルス症に罹患する危険性があるからです。侵襲性肺アスペルギルス症は死亡率が極めて高い感染症なので予防が大切です。

　同種造血幹細胞移植患者さんは血縁者もしくは非血縁者からの移植であるため，宿主対移植片反応（GVHD：graft-versus-host disease）を合併することがあります。このような患者さんの場合，免疫が極端に低下します。また，GVHD の治療のための免疫抑制剤によってさらに免疫が低下してしまうのです。心臓移植や腎臓移植のような固形臓器移植，血液疾患での移植であっても自家移植であれば，GVHD は発生しませんので，免疫低下の程度は同種造血幹細胞移植患者さんよりも軽度となります。したがって，防護環境に入室させる必要はありません。

> 防護環境 → アスペルギルス対策

Notes ⓯ 潜在性結核感染の治療

　結核菌に曝露すれば，必ず結核を発症するということはありません。結核には他の人に結核菌を「伝播できる結核」と「伝播できない結核」があります。前者は肺結核と喉頭結核です。後者はリンパ節結核や腸管結核などです。

　結核菌は空気感染しかしません。結核菌が付着した飛沫核が空気中に浮遊していて，それをヒトが吸い込み，そのまま肺胞に到達したときに感染するのです。

　飛沫核は肺胞に到達できますが，飛沫は到達できません。飛沫は水分を含んでいるので重く，肺胞に向かう途中で気道や気管支の粘膜に付着し，最終的に喀痰として排出されてしまうからです。

　肺結核および喉頭結核の患者さんに長時間濃厚接触すると結核菌に感染する可能性が出てきます。喀痰塗沫が陽性の患者さんに濃厚接触した場合には 30 〜 40％の確率で感染します。

　ただし，感染したら必ず結核を発症するということではありません。潜在性結核感染になるだけです。潜在性結核感染は何ら症状はなく，胸部レントゲンも正常で，排菌もしません。ただし，ツベルクリ

ン反応や IGRA（インターフェロン-γ遊離試験：Interferon-Gamma Release Assays）は陽性になります。

　潜在性結核感染になった人の 5 〜 10％が生涯のうちに結核となりますが，特に，感染後 2 年での発症が多いことが知られています。そのため，潜在性結核感染になった人が結核を発症しないために，イソニアジドなどの抗結核薬を予防投与することがあります。これを「化学予防」と呼んでいました。

　しかし，「化学予防」という名称は結核菌に曝露した人が潜在性結核感染になるのを防ぐために内服するのか，潜在性結核感染になった人が結核を発症するのを防ぐために内服するのかが明確ではありません。化学予防は潜在性結核感染になった人が結核を発症するのを防ぐために内服します（図3）。そのため，最近は化学予防という名称ではなく，「潜在性結核感染の治療」と呼んでいます。このほうが内服の意味がよく理解されるからです。

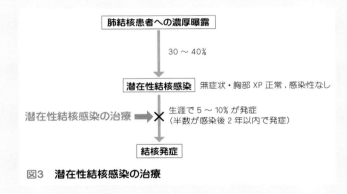

図3　潜在性結核感染の治療

　☞正しい呼び方が正しい理解を与える。
　　「化学予防」から「潜在性結核感染の治療」へ

　小児や HIV 感染者のような免疫不全の人が結核菌に曝露すると潜在性結核感染になりやすいということはなく，一般の人々と同じです。しかし，潜在性結核感染した場合には結核を発症しやすいので，潜在性結核感染が確認されたら，「潜在性結核感染の治療」を必ず実施します。

ときどき、「結核患者さんをケアするので結核菌に感染しないように抗結核薬を予防的に内服してはどうか？」という人がいますが、その考え方は正しくありません。抗結核薬を服用していても感染を予防できないからです。そうではなく、「結核菌に感染してしまったようだ。結核を発症したくないので内服する」というのが正しい考え方なのです。

Notes ⓰ HIV 感染症の臨床経過

HIV に感染してからエイズを発症するまでの経過の中で、HIV ウイルス量は急性感染期のときに急増します。そのときには発熱やリンパ節腫大などの症状が出ますが、その後は症状の消失とともにウイルス量が減少します。そして、無症候期に入ります。

無症候期ではウイルス量は比較的低めで推移し、数年後に再び増加してきて、それとともに CD4 陽性細胞（免疫担当細胞の 1 つ）が減少して、免疫が低下し、エイズを発症するのです（図4）。

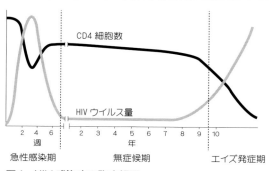

図4　HIV 感染症の臨床経過

すなわち、急性感染期とエイズ発症期のウイルス量は高値であり、無症候期では相対的に低値なのです。抗 HIV 薬を開始すると、ウイルス量は大きく減少し、PCR にて感度以下にまで低下することも多くみられます。そして、CD4 陽性細胞数は増加し、免疫が回復するのです。

抗 HIV 薬にて治療されている患者さんの手術や採血をするときには厳重に感染対策をするが、HIV 検査も実施されていない救急外来に受診した患者さんからは素手で血液を採取する医療従事者がいます。「抗

HIV 薬が投与されていない未診断の HIV 感染者」と「診断されている治療中の HIV 感染者」では前者のほうが血中のウイルス量が断然多いので，素手で採血することは血液曝露の観点からすると大変危険なのです。

Notes ⓱ 空気感染の種類

　空気感染する病原体には結核菌，麻疹ウイルス，水痘 - 帯状疱疹ウイルスの 3 つがあることはよく知られています。しかし，稀にノロウイルスやインフルエンザウイルスが空気感染することがあります。ここで空気感染について整理したいと思います。

　2003 年 SARS が世界を襲ったとき，香港のアモイガーデンという超大型アパートで下水が関連した SARS ウイルスの空気感染が発生しました。このような事例をみると，空気感染について混乱してきます。そのため，空気感染を下記のように 3 つに分類している研究者がいます。

絶対的空気感染：
　自然環境において，空気感染しかしない病原体による感染で，これに相当するのが結核菌です。

優先的空気感染：
　自然環境では複数の経路によって伝播するけれども，空気感染が主な経路である病原体による感染です。これには麻疹ウイルスや水痘 - 帯状疱疹ウイルスが含まれます。

日和見的空気感染：
　通常は他の経路によって伝播しますが，特別な環境下で空気感染します。これには SARS，インフルエンザウイルス，ノロウイルスなどが含まれます。

　「日和見的空気感染」について付け加えますと，SARS では下水のエアロゾルが空気を汚染したことによってアウトブレイクが発生しました。インフルエンザウイルスは換気が悪い部屋にインフルエンザ患者さんが長時間滞在していると空気感染を引き起こします。ノロウイルスは嘔吐したときの吐物のエアロゾルが空気中に浮遊してそれを吸い込むことによって感染します。

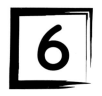

院内ラウンドの視点
問題も答えも現場にある!

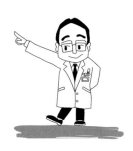

 百聞は一見にしかず!

　どうして院内ラウンドをするのでしょうか? 感染防止対策加算の算定要件に感染対策チームによる週1回程度の院内ラウンドの実施が義務付けられているからでしょうか。もちろんそれも理由の一つですが,もっと大切な理由があります。

　院内ラウンドは現地視察です。報告書では見えてこない現場の大量の情報を目で見て把握できるのです。「百聞は一見にしかず」というわけです。定期的にラウンドすることによって少なくとも以下のことが可能となります。

❶現場の状況を観察できる。
❷現場の小さな声を聞くことができる。
❸適正な位置に置くべき器材が不適切なところに置かれても早期に発見できる。

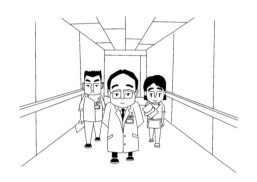

 現場の状況を観察できる

　ラウンド前にあらかじめチェック表を作成しておけば，的を絞ったラウンドができるので，短時間で効率的・効果的に現場の状況を観察できます。例えば，手指衛生をターゲットにしたラウンドをするとしましょう。その場合のチェック項目として「手洗い用シンク」「石鹸」「ペーパータオル」「ハンドローション」「手洗いポスター」「アルコール手指消毒薬」に焦点を当てて各病棟をラウンドします。

　手指衛生のラウンドは単にスタッフの手指衛生の状況を確認するだけではありません。水回りは緑膿菌などのグラム陰性桿菌が生息・増殖する環境となっていますし，カビも生えやすい状況ですから，シンクの周辺が濡れたままになっていないかなども確認します。

　また，シンクに水垢や石鹸汚れがないか，石鹸ボトルが空になっていないか，ポンプを押して石鹸がちゃんと出るかなども確認します。

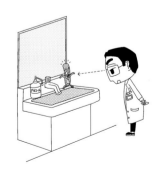

　手洗いの後にはペーパータオルで手指から水分を拭き取りますが，ペーパータオルが水に濡れる場所に置かれていないことも確認します。当然ながら，ペーパー

タオルがペーパーホルダーにちゃんと保管され，露出していないことも見ておかなくてはいけません。

手洗いをしているとあれするスタッフが出てきます。手荒れは病原体の増殖の場となりますから，手荒れしない対策が必要です。手洗いすると手指の皮脂が洗い流されて乾燥しやすくなっています。乾燥した状態が続くと手荒れが起きやすくなるので保湿のためにハンドローションが準備されているかも確認します。ハンドローションは病院の備品でも私物でも構いません。

手洗いで注意しなければならないことは洗い残しがないようにすることです。そのために手洗い場には手洗い手順のポスターがあることを確認しておきます。製薬会社などが配布しているポスターと院内の手洗い手順が異なる場合には院内で決めた手順のポスターを作成しておきます。

各病室の入り口にはアルコール手指消毒薬が配備されているはずですが，ボトルに開封年月日が記載されていることを確認します。ボトルの中のアルコールが空になっていないことも確認します。

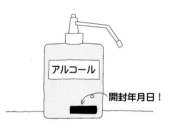

> ラウンドのチェック項目を設定しておくと，内容が漏れなくチェックできる！

現場の小さな声を聞くことができる

リンクナースの会議ではある程度経験のあるスタッフの意見や声を聞くわけですが，ラウンドすれば現場の経験の浅いスタッフの声も聞くことができます。

病棟で勤務している新人スタッフに声をかけて質問することもで

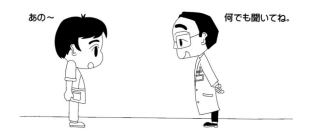

きます。例えば，感染対策マニュアルの保存場所，個人防護具の着脱法などを聞いたり，あるいは逆に彼らが日頃疑問に思っていることについて尋ねてもらうこともできます。

　新人のスタッフは感染対策の経験が少なく，感染を引き起こしてしまうかもしれない未熟なレベルにあります。彼らから生の情報を得ることはとても大切で非常に参考になります。

　勉強会など多数の人々が参加している場で質問するのは新人に限らず，ほとんどの人が遠慮してしまいます。しかし，中にはとても重要な質問が潜んでいることもあるのです。ラウンドに行って，「何かあれば気軽に聞いてね」などと声をかけてみると，現場の小さな声の中から重要な質問を拾い上げることができるのです。

　　　　　小さな声の中に大切なことが潜んでいる！

 器材の配置場所

　患者さんが使用した吸入器を中央材料室に運んで滅菌・消毒している病院がありますが，吸入を必要とする患者さんが多数入院している呼吸器病棟などでは病棟で処置せざるを得ないこともあります。この場合，次亜塩素酸ナトリウムに浸漬消毒してから乾燥機で乾燥させて保存します。保存する際にはシンクなどの水回りから遠

いところに保存しなければなりません。水回りには緑膿菌などの微生物が生息していて吸入器が汚染される危険性があるからです。

　定期的にラウンドしていると，吸入器の保存場所が適切であるかどうか毎回確認できます。こういう確認をしておかないと，あるスタッフがたまたまシンクの近くに吸入器の保存容器を置いてしまったため，それ以降，そこが定位置になってしまうことだってありえます。定期ラウンドしていれば，こうした問題となる変化に気づいて，元の正しい場所に戻すことができるのです。

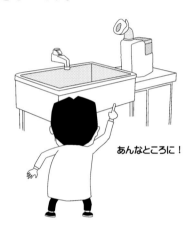

あんなところに！

👉 使ったものは，元の場所に戻す！

ラウンドは狙いを定めて

　院内ラウンドでは，ターゲットやテーマを決めたラウンドが有効です。ターゲットを決めたラウンドというのは，何らかの問題が発生した部署，あるいはこれから発生しそうな部署を対象にラウンドするというものです。

　例えば，冬季にある病棟でインフルエンザの院内感染が発生した

という場合，咳エチケットや飛沫予防策が適切に実施されているかを確認するためにその病棟を見に行くのです。もちろん，インフルエンザの院内感染が発生した場合には迅速な感染対策が必要ですが，それに加えて，ラウンドでその病棟に訪れることによって，感染対策チーム全員が現場の状況を共有することができるのです。

　MRSA が新生児集中治療室で多発している場合にはその病棟へのラウンドの回数を増やします。院内託児所で幼児の下痢や発熱が増えた場合には託児所の状況をチームとして確認しておくことも必要です。

> ☞ターゲットを決めたラウンド⇒チームが現場の情報を共有できる！

　テーマを決めたラウンドというのは，「今月は手洗い月間」と決めたら複数の病棟をラウンドして，そこでスタッフに感染対策チームの前で手洗いをしてもらうといったものです。この場合は，病棟に突然ラウンドに行くのではなく，1週間程前から「ラウンドに行くので，そのときに手洗いを見せてもらいます」と事前通達しておきます。そうすると，スタッフは前もって手洗い手順を確認したり，勉強しておいてくれるのです。ラウンドを実施するという通達を利用して現場での学習を促しているわけです。

　「今月は手洗い月間！」といったポスターを貼ったり，メールを流して注意喚起することも大切ですが，ラウンドによって自分の手洗いのやり方を感染対策チームにチェックされるという意識がスタッフへの教育効果として非常に有効ですから，ぜひ実行していただきたいと思います。

> ☞テーマを決めたラウンド⇒教育効果が大きい！

6. 院内ラウンドの視点〜問題も答えも現場にある！

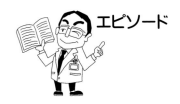

院内ラウンドには日常的なラウンドと特殊な状況でのラウンドがあります。ラウンドで遭遇する状況をエピソードとして解説します。

❶託児所〜感染対策の難所

　病院の感染対策をしていて感染の制御が最も難しい所はどこかと問われたら，私は病院併設の「託児所」と答えます。

　多くの病院がスタッフのお子さんを預かる託児所を持っています。託児所では発熱したり下痢をしている幼児も預かります。幼児はちゃんと手洗いできないので病原体の伝播は容易に起こります。ロタウイルス，ノロウイルス，ライノウイルスなど様々な病原体が子どもたちに感染していきます。

　託児所では「感染症に罹っている幼児」と「そうでない幼児」が同じ建物の中で長時間生活しますから**アウトブレイク**は容易に発生してしまいます。そのため，感染対策チームは院内の託児所もラウンドの対象として感染対策上の指導をしていくことが大切です。

> ☞託児所 ⇒ 感染症の多い区域・手洗いが不十分な人の多い区域！

　ロタウイルス，ノロウイルス，インフルエンザウイルスに感染した幼児は，流行期にそれらを疑う症状がみられれば託児所内で隔離することで何とか制御は可能です。しかしRSウイルスはあまりにも感染力が強く，しかも幼児の親や託児所のスタッフといった大人が託児所に持ち込んでくることもあります。そのため，RSウイルスの流行期には幼児から幼児への伝播を完全に抑え込むことはでき

ないという前提で対応することになります。

> ☞ RS ウイルス⇒抑え込みが難しい！

　もし託児所で RS ウイルスが流行して伝播を抑えられず全員が感染してしまう状況になったとしても，全ての幼児が一斉に罹患するのではなく，感染者がなだらかに増え，なだらかに減っていくパターンが理想的です。そして，最終的に全員が一通り感染したという状況になれば，それ以上伝播を心配することはなくなります。

　ただし，心臓疾患や免疫不全を抱えた幼児については重症化を防ぐために徹底的に隔離して感染から守らなくてはなりません。

❷インフルエンザの院内感染〜いきなりやってくる恐怖！

　インフルエンザの院内感染はいきなり襲ってきます。平穏な日々が続いていると思ったら，ある日突然発熱患者さんが 1 〜 2 人発生し，検査をしたらインフルエンザ陽性で，その翌日には 10 人，翌々日には 15 人と発熱患者さんがどんどん増えるなんてことは決して珍しいことではありません。特に年末年始や連休でスタッフが少ない時期を見計らってインフルエンザは病院を攻撃してきます。周辺地域であまり流行していないからと安心していると，いきなり自分の病院でアウトブレイクが発生するということは十分ありえるのです。

　したがって，インフルエンザ対策は流行前から充実しておく必要があります。インフルエンザシーズンが近づくと，ラウンドではスタッフの**サージカルマスク**の装着の状況を確認します。マスクから鼻が出ているスタッフを見かけたら即座に直してもらいます。

　外来をラウンドする際は，患者さんや同伴者が咳エチケットを実

6. 院内ラウンドの視点〜問題も答えも現場にある！

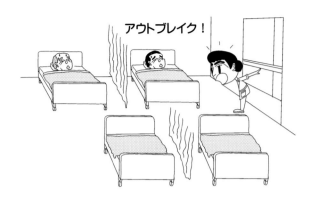

施しているか，咳エチケットのポスターがちゃんと掲示されているかを確認し，外来に呼吸器症状のある患者さんを見つけたら咳エチケットをお願いするようにスタッフを指導しておきます。

　インフルエンザの院内感染が発生している病棟には臨時のラウンドを行い，インフルエンザ患者さんがどの病室に隔離され，いつまで隔離される予定かを確認します。

　また，抗インフルエンザ薬の予防投与を実施している場合にはどの患者さんやスタッフが予防投与をしているかを把握し，発症した場合には治療投与に切り替えることを確認します。

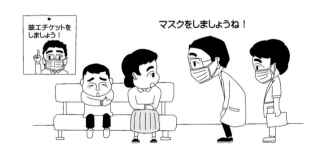

☞ インフルエンザは流行前からラウンドで注意しておく！

❸院内掲示〜ポスターには有効期間がある！

「一発芸人」と呼ばれる人たちがいます。インパクトのある特技や笑いによって一世を風靡し，絶大な人気を誇ったかと思うと，あっという間に茶の間のテレビから姿を消してしまいます。そして次の一発芸人が台頭してくるわけですが，やがてまた消えていきます。

私たちはポスターを院内の廊下などに掲示して，そこを通る患者さんやスタッフに**咳エチケット**や**ワクチン接種**を啓発するわけですが，ポスターに人気役者や歌手などの有名人が出てくると，掲示の当初は誰もがポスターに目をとめます。しかし，やがて背景に溶け込んでしまい誰にも気にされなくなります。それはまるで「一発芸人」が消えていくがごとくで，ポスターとしての価値はすっかり無くなり，人々の関心から消えていってしまうわけです。

ポスターはそれを初めて見る人にとっては新鮮な情報ですが，2回目以降は見向きもされなくなります。つまりポスターの掲示にも有効期間というものがあって数週間ぐらいと思っておいたほうがよいでしょう。それと時期外れのポスターも効果はありませんから内容と掲示のタイミングが大切になってきます。

例えば夏に「インフルエンザが流行しているので咳エチケットをしましょう」などという季節外れの掲示がされていても意味がありません。ポスターは一年中掲示するのではなく，季節が終わったら取り外すことが大切です。そして適切な時期になれば，新しいデザインのポスターを数週間程度掲示するのが有効なのです。

院内ラウンドの際には，その時期に相応しいポスターが掲示されているかもチェックする必要があります。

☞院内ポスターの賞味期間は数週間！季節外れのポスターは撤去する！

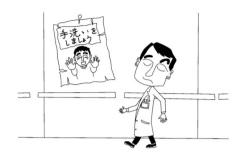

　それと啓発用のポスターとしては有名人が登場する既製のものも良いでしょうが，そういうポスターを数ヵ月にわたって掲示するよりも感染対策チームによる手作りの親しみあるポスターを数週間ごとに掲示したほうが人々の啓発には有効であると考えます。

　❹生花やドライフラワー〜病棟に持ち込んでもいい？

　病室をラウンドするときは，外から持ち込まれたものにも目を配らなくてはいけません。

　10年以上前，病院へのお見舞い客が持ってくるのは，おおむね生花か果物でした。病室には生花や果物がいくつも置かれ，ドラマでも病室と言えば，「花」と「果物」というシーンが多かったと思います。

　しかし最近は「生花やドライフラワーの持ち込みはご遠慮ください」というポスターが掲示されている病院があります。なぜでしょうか？

　病院が生花やドライフラワーを避けるのは，そこに付着している**アスペルギルス**を患者さんから遠ざけたいからです。こうした動きはCDCの「造血幹細胞移植患者さんの日和見感染予防のガイドラ

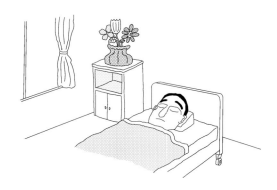

イン」に記されている造血幹細胞移植患者さんの病室には生花やドライフラワーを持ち込まないという勧告に端を発しています。

しかし，生花やドライフラワーが実際に院内感染を引き起こしたというエビデンスはどこにもありません。ただ，専門家の人たちが生花やドライフラワーは避けるようにと言っているので，このような勧告がなされたのです。しかも，この勧告は極度の免疫不全状態にある造血幹細胞移植患者さんに対するものであって，その他の患者さんは対象とはなりません。

したがって，造血幹細胞移植患者さんが入室する防護環境以外であれば，がん病棟を含むすべての病棟に生花やドライフラワーを持ち込んでも構わないのです。もちろん，患者さんにはそのようなものに触れたら手洗いするように啓発しておきます。

☞病棟に生花やドライフラワーを持ち込んでも構わない（例外，防護環境）！

生花やドライフラワーは長期の入院をしている患者さんにとって，心を安らげる効果をもっていますので，むやみに持ち込みを禁止するのではなく，患者さんの状況に応じて判断していきたいものです。

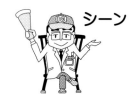

ラウンドしたときに見つけた問題点は適切に処理しなければなりません。それらについてシーンの中で解説します。

 ❶耐貫通性廃棄容器の満載度〜腹八分目のお勧め！

　ある日，看護師が使用後の注射器を耐貫通性廃棄容器に廃棄しようとしました。箱の入り口まで手指をもっていったとき，鋭利物でいっぱいになった箱の口から針が飛び出していたことに気づかず，それで針刺しをしてしまったのです。

　普通，**針刺し**が発生してしまったら曝露源の患者さんに依頼してHBV，HCV，HIVなどの感染症検査を受けてもらいます。その結果で針刺し後の対応が決まるからです。しかし，廃棄箱に廃棄されている鋭利物はどの患者さんに使用したものかは不明です。つまり，曝露源の患者さんがわからないので対応に困るのです。もちろん病棟の患者さん全員に感染症検査を依頼することはできません。最終的には，HBV，HCV，HIVの針刺しがあった可能性があるとして対応することになります。

　このような事態を防ぐために**耐貫通性廃棄容器**の管理は大変重要なのです。廃棄コストを容積単位で計算していることが多いため廃棄箱がいっぱいになるまで使用したくなりますが，その結果，箱から飛び出している針によって針刺ししてしまうのです。廃棄箱の内容物は7〜8割になったら廃棄するの

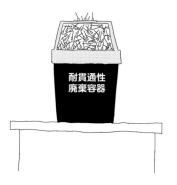

が適切でラウンドではこの点についても注意して見ていきます。

「腹八分目」という言葉があります。食事は満腹になるまで食べるのではなく，健康のために8割程度に抑えましょうということですが，廃棄箱も同様で腹八分目によって安全が確保できるのです。何事も目いっぱい詰め込むと，ろくなことにはなりませんからね。

☞耐貫通性廃棄容器は腹八分目に！

針刺し対策では廃棄箱は「腹八分目」で交換すれば，スタッフが鋭利物を廃棄する時の針刺しを避けることができます。このような廃棄箱の適切な管理のほかに携帯用廃棄箱の臨床現場への持ち込みの推奨も大切です。鋭利物を使用した後に膿盆などに廃棄してナースステーションに戻ってから廃棄しようとすると，途中で針刺しをしてしまう危険があります。やはり使用したらすぐに廃棄できるようにしておくことをラウンドで指導します。

❷製氷機〜その氷は安全？

以前，他の病院のラウンドに参加する機会に恵まれ，その病院の感染対策チームと一緒にラウンドしました。私たちがラウンドする1週間程前にその病院は病院機能評価を受けていたこともあって，院内では実にすばらしい感染対策がなされていることに驚いた記憶があります。

病室やシャワー室などをラウンドした後に患者さんが家族と面会できる広めのスペースに行きました。そこではお茶が飲めるようになっていて製氷機も置いてあったのです。氷を提供できるシステムには大変興味があったので，その製氷機をしっかりと拝見しました。

6. 院内ラウンドの視点〜問題も答えも現場にある！

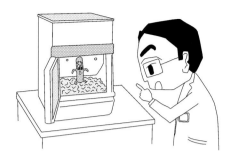

　ところが，それは氷嚢に使用する氷のための製氷機と同じような機械だったのです。
　氷嚢用製氷機の内側や周辺は常に水で濡れています。氷の保存庫には常に氷が入っており，内側の定期的な洗浄や乾燥はほとんど行われていません。そのため，保存庫の中の氷は**緑膿菌**などの病原体に汚染されています。また，氷をすくうスコップも衛生管理が不十分で，いつ洗浄したかは不明です。おまけにスコップは使った後，そのまま氷の保存庫に戻されるので，柄の部分が氷に接触した状態になります。つまり，スコップを持った人の手に付着していた微生物が氷に乗り移る可能があるのです。そのように汚染された氷を患者さんが口にしたら感染を起こしてしまうかもしれません。

　👆氷嚢の氷≠飲用の氷！

　清潔に作られ適切に管理された氷であれば，患者さんの飲用に使用しても構いません。しかし，いつ作られて，どのように管理されていたかわからない氷を患者さんが飲用に使用することは是非とも避けなければなりません。
　このときのラウンドでは，当然のことながら，飲料水用の製氷機についてのコメントをしっかり述べさせていただきました。

❸廊下の工事〜院内の土埃は避けたい

　病院に電子カルテが導入された頃の話です。ナースステーションや外来などにコンピュータ端末が配備され，データを送るラインも設置されていきました。ナースステーションの天井から廊下の天井を経由して電算室までラインが届く工事をしていたのです。

　そんな中をラウンドしていると，廊下で天井を見上げている工事担当者がいました。天井の蓋があいていて，天井裏で別の人がラインを送り込んでいたのです。そのため，天井裏から埃が廊下に落ちていました。

　このような状況は**アスペルギルス**を空気中に浮遊させることになり，侵襲性肺アスペルギルス症を招く危険性があります。

　病院内で工事をする際，担当者は病棟に連絡しなければなりません。そして，工事をしている時間帯は患者さんには病室から出ないように依頼しておくことが大切です。ラウンドすることによって，このような埃の環境を見つけることができるのです。

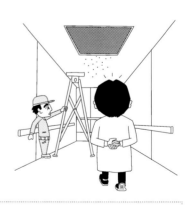

院内工事 ⇒ アスペルギルス！

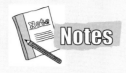

Notes ⓲ インフルエンザワクチン

　毎年，インフルエンザはA型のH1N1とH3N2，B型の山形系統とビクトリア系統が流行します。流行パターンは毎年異なり，ほとんどがH1N1の年もあれば，H3N2の年もあります。これまでインフルエンザワクチンはA型のH1N1，H3N2にB型の山形系統かビクトリア系統のいずれかを含んだ3価ワクチンでしたが，2015年度からは4つすべてを含んだ4価ワクチンが供給されるようになりました。

☞2015年以降のインフルエンザワクチン ⇒ 4価ワクチン

　日本のインフルエンザワクチンは不活化ワクチンなので，接種したからといってインフルエンザに罹患することはありません。そのため，免疫不全の人や妊婦にも安全に接種できます。
　強い卵アレルギーの人には接種できませんが，卵アレルギーの既往がある人でも，半熟卵を食べて平気なら接種しても構いません。半熟卵で蕁麻疹が出る程度の人でも接種して構わないのです。しかし，ショックなどの重篤な副作用が出た人には接種はできません。

☞日本のインフルエンザワクチン
　⇒不活化ワクチン⇒接種してもインフルエンザにはならない

　妊娠している，あるいは妊娠の可能性があるから接種を希望しない女性がいますが，以下の3つの理由から是非とも接種すべきです。
　①妊婦はインフルエンザには脆弱であり，罹患すると重症化したり死亡する危険性が非妊婦よりも高いことが知られています。これは，肺が子宮によって押し上げられて肺活量が減っていること，妊娠によって免疫が変化していることによるものです。
　②胎児の神経は発熱に弱く，妊婦が妊娠初期に高熱を出すと，無脳児や神経管閉鎖不全を合併しやすくなります。妊娠の後期に高熱を出すと，脳性まひや新生児痙攣となる危険性が出てくるのです。

③妊婦にワクチンを接種すると，抗体が産生され，それが胎盤を通過して，胎児に到達し，出産後の新生児がインフルエンザから守られます。新生児は生後6ヵ月間はワクチンを接種できません。インフルエンザに対する免疫は母親からのプレゼントなのです。

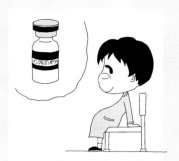

☞妊婦にはインフルエンザワクチンを必ず接種する

　インフルエンザワクチンの有効性については，様々な研究者が様々な調査をしています。インフルエンザによる死亡率がワクチンによってどの程度減らせるか，インフルエンザによって重症化し人工呼吸器が必要になる患者さんをどの程度減らせるか，あるいは入院の減少の割合はどうかなど様々な調査が行われています。CDCは外来受診および救急外来受診する患者さんをどの程度減らすことができるかを調査しています。CDCの調査によるとインフルエンザワクチンの有効性は10〜60％程度ということです。60％というのは，インフルエンザで一般外来や救急外来に受診する患者さんを60％減少させるという意味です。

　「インフルエンザワクチンを接種したにもかかわらず，インフルエンザに罹患した。だから，インフルエンザワクチンは効果がないのだ！」などと言う人がいます。そうではありません。インフルエンザの予防はサージカルマスクや手洗いで行います。ワクチンで感染を予防するのではありません。ワクチンが外来受診，入院，重症化，死亡をどの程度減らせるかがポイントなのです。ワクチンの本当の有効性は重症化や死亡を減らす点にあります。CDCは「僅か10％の有効性であっても，米国では65歳以上の成人において約13,000件のインフルエンザ関連入院を予防できるであろう」としています。

☞インフルエンザワクチンは感染予防のためではなく，重症化を予防することを目的としている

Notes ⓳ ノロウイルス

　ノロウイルスの種類は数多く，5つの遺伝子グループ（GI～GV）に分かれており，ヒトノロウイルスはGI，GII，GIVに分類されています。これらのグループはさらに遺伝子型に分類され，GIには少なくとも8つの遺伝子型，GIIには21の遺伝子型があります。

　潜伏期は12～48時間です。突発的に発症することが多く，下痢（非血性），嘔吐，吐き気，腹痛が特徴です。微熱や筋肉痛がみられ，過去には「ストマック・フルー（stomach flu）」と呼ばれていました

　健康人では1～3日後に自然回復しますが，幼児や高齢者や入院患者さんでは4～6日も症状が持続することがあります。高齢者福祉施設や長期療養施設でのアウトブレイクでは死亡例も報告されているので注意を要します。

　ノロウイルスは糞便中に排出されますが，嘔吐物でも検出されます。ウイルス排出のピークは感染後2～5日ですが，感染後4週間はウイルスが便中に検出されます。ノロウイルスに感染している人の約30%は無症状です。無症状の人もウイルスを排出していますが，有症者よりはウイルス量が少ないことが知られています。

　☞ ノロウイルス胃腸炎の患者さんは4週間はウイルスを排出する

　ノロウイルス胃腸炎の患者さんは症状が改善してから少なくとも48時間が経過するまで，接触予防策にて対応します。基礎疾患（免疫不全など）のある患者さんは下痢やウイルスの排出が長期化することがあるので，隔離の期間を延長します。幼児もまた，ウイルス排出が遷延して環境を汚染させるので，症状改善後5日まで接触予防策を延長します。

　　　☞ ノロウイルス胃腸炎の患者さん
　　　　＝症状の消失後48時間経過するまで隔離

　医療従事者が罹患した場合は症状が消失してから少なくとも48時間が経過するまでは勤務しません。そして，勤務に戻った場合は，手指衛生を頻回に行うことが大切です。

耐性菌対策
生まない術，拡げない術

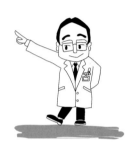

 感染対策を逆行させる多剤耐性菌！

　「タイムマシン」という映画がありました。英国の小説家 HG ウェルズの小説を映画化したもので最終的に主人公は 80 万年も未来に到達してそこに住むことになる話です。時空を超えて未来や過去に行くストーリーの映画は他にも数多くありますが，あくまでもフィクションの世界の話です。しかし，感染対策の世界では過去に戻ってしまうことがあるのです。それは**多剤耐性菌**の出現です。

　1928 年にアレクサンダー・フレミングがペニシリンを発見しました。以来人類は数多くの**抗菌薬**を開発し続け感染症を治療できるようになったのです。抗菌薬の開発が順調な頃は，感染症は完全に制御できると思われていました。抗菌薬が生まれる前には命を落としていた感染症を治療できるようになったからです。

　しかし，多剤耐性菌の出現によって様相は一変しました。過去に

7. 耐性菌対策〜生まない術，拡げない術

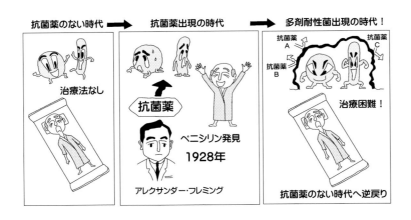

治療できた肺炎，腎盂腎炎，結核といった感染症が多剤耐性緑膿菌，多剤耐性アシネトバクター，超多剤耐性結核菌，最近話題のカルバペネム耐性腸内細菌科細菌などの多剤耐性菌によって治療が困難となり，ペニシリンが発見される前の時代に逆戻りしてしまったのです。

> 多剤耐性菌 ⇒ 前抗菌薬の時代へ逆戻り

　抗菌薬は大変有効な薬剤ですが，広範囲の**抗菌スペクトル**を持つ抗菌薬を頻回に使用していると，原因菌以外の菌にも抗菌力を発揮してしまいます。そんな中で必ず鍛えられ生き残る菌が出てきて，そういう菌が**耐性菌**として選択され蔓延して抗菌薬が効かなくなっていくことになるのです。これは抗菌薬の宿命です。

　人は生まれたら必ず死にます。これも宿命です。ただ，衛生状態や医療の向上によって生存期間を長くしてきました。心臓疾患があれば手術やカテーテルで治療して生き続けることができます。ワクチンの接種によって天然痘を撲滅し，ポリオを激減させてきました。人類はこうして生存期間を長くしてきたわけです。

　抗菌薬も同じです。長い年月をかけて開発され「誕生」し，それ

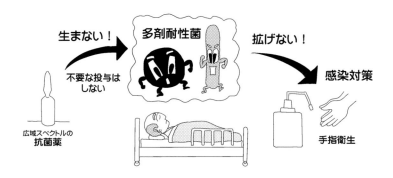

が治療に使われることによって抗菌薬として「生き」続けるわけですが，耐性菌が蔓延するようになると役に立たなくなり，その一生を終えていくのです。我々はこの大切な抗菌薬が少しでも長く生き続けるよう努力していかなければならないのです。

　そのためには抗菌薬が不要な患者さんには投与しないといった適切な使い方によって耐性菌の出現のチャンスを減らさなければなりません。病院ごとに異なる感受性状況を**アンチバイオグラム**（p.166 Notes㉑参照）で把握した上で抗菌薬を選択することで適切な治療が可能となります。こうした取り組みによって抗菌薬の寿命は伸びます。たとえ耐性菌が発現しても周囲の患者さんへの伝播を防ぎ耐性菌が蔓延しないようにすれば，抗菌薬は長く生き続けられるのです。

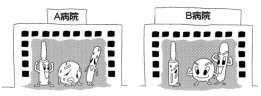

広域抗菌薬の使用制限 ⇒ 耐性菌を発生させない・保菌者を発症させない
感染対策 ⇒ 耐性菌を蔓延させない

7. 耐性菌対策〜生まない術，拡げない術

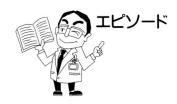

耐性菌にはほとんどの病院が何らかの苦労を経験しています。ここでは耐性菌と抗菌薬や隔離予防策の関係についてエピソードの中で解説します。

  ❶抗菌薬と感染対策〜深い関わり

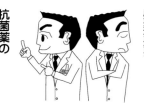

「抗菌薬の適正使用」と「感染対策」との間には深い関わりがあります。抗菌薬の適正使用には興味があるが，感染対策には興味がないという医師や薬剤師がいますが，それは実に残念なことです。

極端な例を挙げてみましょう。コレラやチフスの蔓延している開発途上国では，どれだけ抗菌薬を適切に使用したとしても感染症は蔓延し続けます。衛生状態が悪いからです。こうした状況では抗菌薬の使用制限よりも感染症の蔓延を防ぐための衛生管理や教育といった感染対策が必要なのです。

2010年1月にハイチで地震が発生した後，衛生状態の悪化もあって同年10月からコレラが大流行し，多数の人々が死亡しました。治療は大量に喪失した水分と電解質の補給が中心です。重症患者さんには抗菌薬を使用しますが，コレラの流行地域では抗菌薬が必要か否かというディスカッションよりも，コレラの流行を止めるための下水設備といった衛生対策が必要なのです。衛生状態が極めて悪い地域では抗菌薬の適正使用は衛生状態が改善してはじめて意味を持つのです。

同じようなことは病院でも言えます。医療従事者の手指衛生が不

十分で耐性菌が容易に伝播していくような施設では，いくら抗菌薬の使用制限とか適正使用などと叫んでも意味がありません。なぜなら仮に抗菌薬で治療できたとしても，再び病原体に感染してしまうからです。まず手指衛生などの感染対策が徹底され，病原体の伝播経路が遮断されている状況にすることが大前提なのです。

> まず，感染対策，そして，抗菌薬の適正使用

❷抗菌薬が耐性菌の増殖環境をつくってしまう！

「広域抗菌薬を使用する⇒感受性菌が死滅する⇒耐性菌出現に有利な環境が生まれる⇒耐性菌が増殖して感染症を発症させる⇒周辺の患者さんに伝播する」という流れを考えてみたいと思います。これを例え話でみていきましょう。

アフリカには象やライオンなど多くの動物が生息しています。北極にはホッキョクグマ，南極にはペンギンが生息しています。もし地球全体の温度が一気に低下して北極や南極のような気温の寒さが続いたとしたら象やライオンのような寒さに弱い動物は，やがて凍

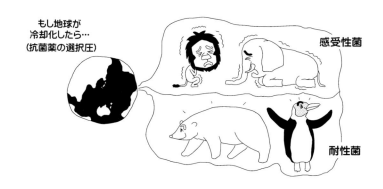

え死んでしまうでしょう．しかし，寒さに平気なホッキョクグマやペンギンは生き残こって増えることができます．これを菌と抗菌薬の関係でとらえると，象やライオンなどアフリカの多数の動物が**感受性菌**，ホッキョクグマやペンギンが**耐性菌**，地球の冷却化が「広域抗菌薬による**選択圧**」となります．

そもそも**広域抗菌薬**というのは，様々な菌種に抗菌力を持った，いわゆる抗菌スペクトルの広い薬剤のことです．したがって，広域抗菌薬を頻繁に使うということは感染症を起こしている原因菌以外の大人しくしている菌にも抗菌作用を及ぼしてしまうわけです．その選択圧によって，そこで耐え生き残った菌がその広域抗菌薬の耐性菌となるのです．先のたとえ話で言えば「地球の広い範囲の冷却化」という選択圧が長引くうちに象やライオンは凍え死に，ホッキョクグマやペンギンは耐えて繁殖するといった構図と同じです．

> 抗菌薬による選択圧＝たとえば地球の冷却化

広域抗菌薬を頻繁に処方する医師が勤務している病棟では，感受性菌が死滅し耐性菌のみが生き残るという体内環境を持った患者さんを多数作り出してしまっているのです．狭域抗菌薬（抗菌力のある菌種が狭い範囲に限られている薬）で十分治療できる感染症に広域抗菌薬を処方してしまうと，こうした状況を生んでしまいます．

耐性菌のみが生き残る体内環境を持った患者さんの体内では耐性菌が増殖できるスペースができ，そこで増殖を始めます．さらに感染対策が不適切であると，耐性菌は周囲の患者さんに伝播していき，その耐性菌を受け取った患者さんの体内で広域抗菌薬によって耐性菌に有利な環境が整えられていれば，そこでまた耐性菌が増殖して感染症を発症したり保菌状態になっていくのです．

こうして病室全体，病棟全体が耐性菌を保菌もしくは発症してい

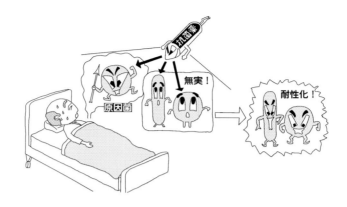

る患者さんで占められていきます。これは院内の患者さんの体内や周辺の環境中に存在している感受性菌が耐性菌に置き換えられるということです。

このように抗菌薬は環境を変えてしまう唯一の薬剤なのです。降圧剤や下剤などの薬剤はいくら患者さんに処方しても周辺環境を変化させることはありません。しかし抗菌薬だけは例外です。だから処方制限が必要なのです。これは公害をまき散らしている企業に業務制限するのと似ています。

> ☞抗菌薬は環境を変えてしまう唯一の薬剤である

「患者さんに必要な抗菌薬だから，広域抗菌薬を処方制限するのはけしからん！」という医師がいます。それは企業の業績を上げるためなら公害を放置しても構わないという考え方と同じです。やはり，患者さんに必要な抗菌薬の中から**狭域抗菌薬**を選択する努力をしなくてはなりません。そして万が一耐性菌が発生しても周辺に伝播，拡散しないように手指衛生などの感染対策を徹底するといった二段構えの姿勢が大切なのです。

❸ 緑膿菌 vs 抗菌薬，黄色ブドウ球菌 vs 抗菌薬

　抗菌薬の耐性菌に及ぼす影響は細菌によって異なります。ここでは**緑膿菌**と**黄色ブドウ球菌**の相違についてお話します。
　緑膿菌はもともと耐性度が高く，耐性を獲得しやすい細菌です。緑膿菌が抗緑膿菌活性のある広域抗菌薬に曝露していると，耐性を獲得していきます。そのため緑膿菌では耐性獲得を防ぐために抗緑膿菌活性のある抗菌薬の使用制限をしなくてはなりません。もちろん，仮に耐性菌が発現してしまったとしても，その後に耐性菌の増殖に有利な環境を作らないように使用制限が必要なのです。
　一方，黄色ブドウ球菌については，**MSSA**（methicillin susceptible *Staphylococcus aureus*；メチシリン感受性黄色ブドウ球菌）が抗菌薬に曝露することによって耐性を獲得し **MRSA**（methicillin resistant *Staphylococcus aureus*；メチシリン耐性黄色ブドウ球菌）になると思われがちですが，そうではないのです。ほとんどの病院には MRSA を保菌もしくは発症している患者さんがいると思われますが，MRSA は施設内で発生したものではなく，最初から MRSA として外部から伝播して来たものなのです。

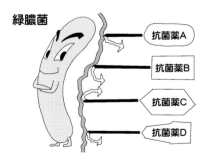

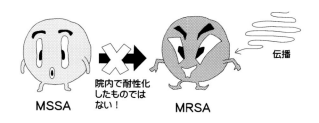

　最初は世界のどこかで MSSA が耐性を獲得して出現した MRSA が患者さんから患者さんに伝播し，そして病室から病室へ，病棟から病棟へ，病院から病院へ，町から町へ，国から国へ，大陸から大陸へと渡り歩いて来て，みなさんの病院にたどり着いたのです。つまり，みなさんの病院で検出される MRSA は MSSA が院内で耐性となったものではなく，最初から MRSA として伝播を繰り返してきた百戦錬磨の強者なのです。

　MRSA を**保菌**している人に広域抗菌薬を使用し続けると他の感受性菌は死滅してしまい，MRSA が生き残って増殖するスペースが増えていって感染症を発症してしまうのです。

　ここまでをまとめると，緑膿菌については耐性の獲得を防ぎ，耐性緑膿菌の増殖に有利な環境を作らないために抗菌薬の使用を制限します。黄色ブドウ球菌では広域抗菌薬の継続投与によってすでに患者さんの体内に保菌されている MRSA が選択的に生き残り増殖して感染症を発症するのを防ぐために使用を制限するのです。

　その他に多剤耐性アシネトバクター（multi-drug resistant *Acinetobacter*；MDRA）やバンコマイシン耐性腸球菌（vancomycin resistant Enterococci；VRE）などの耐性菌も MRSA と同様に世界流行株が病院に入ってきて蔓延したものです。これらの耐性菌に対する抗菌薬の使用制限も感受性菌の耐性獲得を防ぐためではなく，MRSA と同様に耐性菌が増殖しやすい環境を作り出さないことを目的に実施されるのです。

エピソード

❹隔離予防策におけるスタッフのコホーティング
～私たちはどうなるの？

　某病院の集中治療室で**多剤耐性アシネトバクター**（MDRA）のアウトブレイクが発生し，不幸なことに死亡例も発生してマスコミでも知られることになりました。その患者さんはもともと重篤であったためMDRAが死亡の原因であったかどうかは定かではありませんが，MDRAが蔓延していることに間違いはありませんでした。

　当然ながら，患者さんの隔離，環境の消毒，医療従事者の手指衛生などを強化しなくてはなりません。手指衛生はアルコール手指消毒薬の消費量の確認のみでなく，**WHOの手指衛生の5つのタイミング**が遵守されていることも確認する必要があります。

　MDRAのような多剤耐性菌は医療従事者の手指を介して伝播します。集中治療室ではスタッフの手指がケアのため高頻度で患者さんに接触するので手指消毒の確認は絶対に必要なのです。

　また，アシネトバクターは**環境表面**に長期間生息できることから環境表面も感染経路となります。したがって，日常的には実施しない環境消毒もアウトブレイク発生時には徹底します。

　患者さんは個室にて**接触予防策**で管理します。個室が足りなければ「患者さんのコホーティング」を行います。このコホーティング

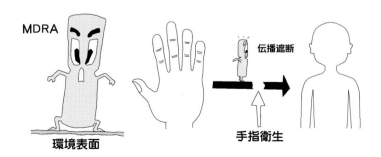

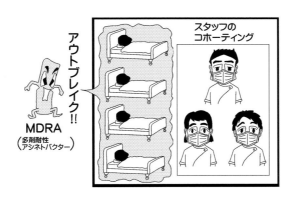

は，どの医療機関でも実施したことのある感染対策と思います。例えば，ノロウイルス胃腸炎やインフルエンザの患者さんの入院では個室管理が必要ですが，患者さんが複数人の場合は，感染者を同じ大部屋に入院させます。これが「患者さんのコホーティング」です。

徹底した対策にもかかわらず，アウトブレイクが収束しなければ，奥の手として専任スタッフを指定して「スタッフのコホーティング」を行います。MDRAの患者さんに専用のスタッフを割り当て，そのスタッフは他の患者さんのケアはしません。これによりスタッフを介した病原体の伝播を確実に防ぐことができます。

担当するスタッフの中には「多剤耐性アシネトバクターに感染したくない。なんで私たちだけが！」といった被害者意識に陥る人が出てきますが，これは「スタッフのコホーティング」への誤解があるからです。適切に接触予防策を実施していれば，ケアを担当するスタッフがMDRAに感染することはありません。「スタッフのコホーティング」とは，あくまでスタッフの手指や衣類を介して耐性菌が患者さん間を移動するのを防ぐために行うものなのです。

> ☝ スタッフのコホーティング：スタッフに耐性菌が付着して，患者さんから患者さんに伝播することを防ぐ。

❺ 多剤耐性菌における接触予防策の開始のタイミング

　多剤耐性菌を保菌／発症している患者さんに対して**接触予防策**をいつ開始するかについてお話したいと思います。本来なら多剤耐性菌を持つすべての患者さんを接触予防策で管理することが理想ですが，現実問題としてそう簡単にはいきません。

　ここで標準予防策と接触予防策の違いをもう一度，おさらいしてみましょう。標準予防策では病室に入るときにガウンと手袋を必ず装着するわけではなく，患者さんのケアで「医療従事者が必要と判断したとき」に装着します。一方，接触予防策では，理由はどうであれ，病室に入室するときには必ずガウンや手袋を装着します。ここが標準予防策と感染経路別予防策の大きな違いでした。

> 　個人防護具の装着
> 　　標準予防策：医療従事者が必要と判断したときに！
> 　　感染経路別予防策：理由はどうあれ，常に！

　医療従事者が病室で常にガウンと手袋を装着していれば，その病室は接触予防策で管理されているとわかります。病室に食事を持ってきたり検温だけのときには個人防護具を装着せず，患者さんのケアで濃厚接触しそうなときだけ個人防護具を装着していれば，その病室は標準予防策で管理されているということになります。

☞ **MDRP，MDRA，CRE，VRE，VRSA**

　多剤耐性緑膿菌（MDRP），多剤耐性アシネトバクター（MDRA），カルバペネム耐性腸内細菌科細菌（CRE），バンコマイシン耐性腸球菌（VRE），バンコマイシン耐性黄色ブドウ球菌（VRSA）などの耐性菌による感染症を発症した患者さんでは抗菌薬による治療は難

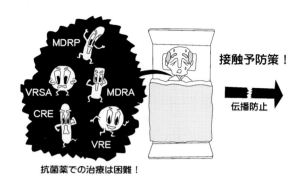

渋します。有効な抗菌薬がほとんどないからです。あったとしても腎機能障害などの重大な副作用を心配しなくてはなりません。

したがって，これらの耐性菌が周辺の患者さんに伝播しないように徹底的な感染対策を実施する必要がありますから，患者さんが入院した時点で接触予防策を開始することになります。

☞ ESBL 産生菌

同じ多剤耐性菌であっても ESBL 産生菌を保菌もしくは発症している患者さんには接触予防策は実施せず，標準予防策だけで対応している病院は多いと思います。ESBL 産生菌は**市中感染**によって蔓延しており，それが病院に持ち込まれています。健康な医療従事者や学生が保菌していることもあるのです。

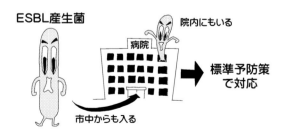

したがって，ESBL産生菌を保菌・発症している患者さんが入院した時点で接触予防策で管理する必要はありません。隔離したとしても市中から次々に院内に入り込んで来るからです。

☞ **MRSA**

MRSAについても同じことが言えます。MRSAはすでに患者さんや健康な一般人など多くの人々が保菌していますから，一人のMRSA保菌者を厳格に隔離しても無駄です。したがって，日常的には標準予防策で対応し，特別の状況になった場合に接触予防策を併用します。特別の状況とは，「MRSAが原因菌である肺炎を合併した患者さんの喀痰が多く，周辺に飛散させて，環境を汚染している」「保菌者であるにもかかわらず，認知症などで衛生管理が不十分となり他の人々にMRSAを伝播させている」などです。

オランダではMRSAを保菌・発症している患者さんをことごとく隔離しています。これは病院にはMRSAがほとんどいないので，院内でMRSAを伝播させたくないからです。日本でもMRSAを持っている人の数が極端に少なければ，オランダと同じ方策を取ることになるでしょう。しかし，残念ながらそうではないので標準予防策によって管理するのです。

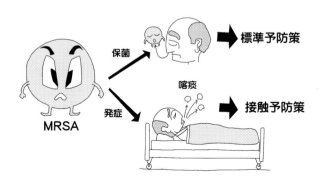

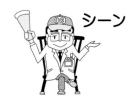
シーン

カルバペネム耐性腸内細菌科細菌は接触予防策が必要な重大な病原体であり，MDRAのような多剤耐性日和見病原体は知らない間に院内で蔓延している可能性があります。これら多剤耐性菌についてシーンの中で解説します。

❶カルバペネム耐性腸内細菌科細菌の保菌者のケア～接触予防策が必須！

インドで交通事故に遭い手術後に数週間入院したことのある50歳の男性が心筋梗塞で入院して来ました。インドではNDM型のカルバペネマーゼを産生するカルバペネム耐性腸内細菌科細菌（CRE）が蔓延しているため，念のため便検査を実施したところ，CREが検出されてしまったのです。

感染症法ではCREによる感染症を発症した場合には届出が必要ですが，この症例では保菌が確認されただけです。そのため，届出の必要はありませんが，病院内での蔓延は防止しなければなりません。もしCREが検出されたら，たった1例であっても病院にとっては全く新しい病原体ですから，アウトブレイクとして認識します。そして徹底的な感染対策を講じる必要があるのです。

多剤耐性菌は手指を介して伝播していく病原体です。そのため，感染対策としては接触予防策を実施します。接触予防策では入室する際にすべての医療従事者がガウンと手袋を装着し，退室するときにそれらを取り外して廃棄します。

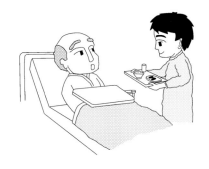

例え病室への配膳や検温だけであっても「理由はどうであれ，個人防護具を装着する」というのが接触予防策なのですから。

❷多剤耐性菌は知らないうちに蔓延している！

「知らないうちに入院患者さんに多剤耐性菌が蔓延していた！」なんてことは経験したくありません。しかし，多剤耐性緑膿菌（MDRP）や多剤耐性アシネトバクター（MDRA）のような日和見病原体ではこのような「知らないうちに！」ということが十分にありうるのです。

新聞報道などで「○○病院で多剤耐性○○に感染した患者さんが○人見つかり入院制限している」などといった記事を見ることがあります。感染者が20人や30人であったりすると，何故もっと早期に発見できなかったのだろうと一般の人たちは疑問に思うかもしれません。実はここが多剤耐性菌の恐ろしいところなのです。

MDRPやMDRAによる感染症では治療に使える抗菌薬がほとんどないという問題がありますが，それと並んで「知らないうちに蔓延していた！」ということが大きな恐怖であり，重大な問題なのです。

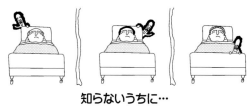
知らないうちに…

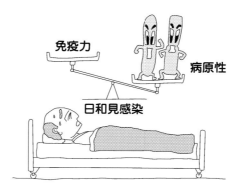

　そもそも緑膿菌やアシネトバクターは**日和見病原体**と言われ，健常人なら保菌していても何ら症状はみられません。しかし，極度の免疫低下者では肺炎や髄膜炎などの感染症を発症するのです。

　通常，培養は症状がなければ実施しませんから，免疫が正常の人や免疫が軽度低下している程度の人が日和見病原体の緑膿菌やアシネトバクターに感染しても気づかないということがあるわけです。

　こうした菌の特徴は多剤耐性となっても引き継がれます。発症者が出て初めてアウトブレイクに気づくのです。そして既に保菌者が何十人もいるといった重大な事態に追い込まれてしまうのです。

　はたから見ると，「何故，こんなに多くの人々が感染するまで気づかなかったのか？」ということになりますが，MDRPやMDRAは抵抗力のある人には感染症を発症しない日和見病原体だからこそ，このようなことが起こるのです。

> 👉 多剤耐性の日和見病原体：知らないうちに忍び寄ってくるのが恐怖！

　「知らないうちの蔓延」はMDRPやMDRAだけではなく，バンコマイシン耐性腸球菌（VRE）のような日和見病原体でも十分にありうることなのです。

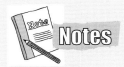

Notes ⑳ 多剤耐性菌

☞ MRSA

MRSAはメチシリン耐性黄色ブドウ球菌（methicillin resistant *Staphylococcus aureus*）のことですが，メチシリンのみならずペニシリン系，セファロスポリン系，カルバペネム系など多くの抗菌薬に耐性の多剤耐性菌です。

MRSAには「院内感染型MRSA」と「市中感染型MRSA」があります。

院内感染型MRSAは日和見病原体なので，抗がん剤治療や手術などによって抵抗力が低下している人で感染症を引き起こし，抵抗力の正常な人には感染症を引き起こしません。

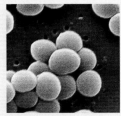

(ID#:11156, http://phil.cdc.gov/phil/details.asp より）

一方，市中感染型MRSAは健康な人においても感染症を発症させることができます。市中感染型MRSAは皮膚・軟部組織感染を多く引き起こしますが，壊死性肺炎，壊死性筋膜炎，重症骨髄炎，敗血症などの重症感染症がみられることもあります。

> ☞ MRSA＝「院内感染型MRSA」（抵抗力の低下している人）
> ＋「市中感染型MRSA」（健康な人）

☞ 多剤耐性緑膿菌

緑膿菌は土壌，植物，水などの環境に広範に生息しています。そのため，病院内では流し台などに住み着いています。緑膿菌も日和見病原体ですから，健常人に感染症を引き起こすことはありません。しかし，抗がん剤治療や手術などによって抵抗力が低下している人で問題となる病原体です。多剤耐性緑膿菌も同様であり，抵抗力の低下した人で感染症を引き起こします。

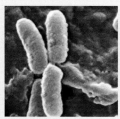

(ID#:232, http://phil.cdc.gov/phil/details.asp より）

緑膿菌はもともと耐性菌（自然耐性）ですが，カルバペネム系，アミノグリコシド系，キノロン系には感受性があり，緑膿菌による感染症の治療にはこれらの抗菌薬を使用していました。しかし，3系統の抗菌薬に耐性となった緑膿菌が出現したのです。それを多剤耐性緑膿菌（Multi-drug resistant *Pseudomonas aeruginosa*）といいます。

多剤耐性緑膿菌は様々な機序で耐性を獲得しています。バイオフィルムを作り出すことによって，細菌を抗菌薬からガードしたり，βラクタマーゼを産生することによって抗菌薬を破壊したり，外膜透過孔（ポーリン）を減少させることによって抗菌薬が細胞壁内に流入しないようにしたり，排出ポンプによって抗菌薬を細胞壁外に排出したりと，手を変え品を変えて，いろんな方法で耐性を示す実に芸達者な耐性菌なのです。

この他に，キノロン系の標的部位を変異させてキノロン系に耐性となったり，アミノグリコシド修飾不活化酵素によってアミノグリコシド系の抗菌活性を不活化して耐性となります。

多剤耐性緑膿菌による感染症は，5類感染症定点把握疾患に定められており，全国約500ヵ所の基幹定点より毎月報告がされています。

☞ ESBL 産生菌

ESBL（extended-spectrum β-lactamase）は「基質特異性拡張型βラクタマーゼ」と邦訳されている酵素であり，ESBL 産生遺伝子を持った細菌が産生します。ESBL 産生遺伝子はプラスミドと呼ばれる遺伝子に乗って細菌から細菌に移動でき，この遺伝子を獲得した細菌はESBLを産生できるようになります。

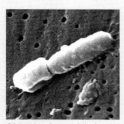

(ID#:6834, http://phil.cdc.gov/phil/details.asp より)

ESBL はペニシリナーゼと呼ばれる酵素に由来する酵素です。ペニシリナーゼはペニシリン系を分解するβラクタマーゼですが，セファロスポリン系を分解できません。ところが，ペニシリナーゼの遺伝子に突然変異がみられて，様々な抗菌薬を分解できるようになり，第3世代以降のセファロスポリン系も分解することができるようになったのが ESBL です。

ESBL 産生菌には肺炎桿菌や大腸菌が多いのですが，セラチアやエンテロバクターなどでも ESBL 産生菌が見つかっています。

☞ バンコマイシン耐性腸球菌

腸球菌にはエンテロコッカス・フェカーリスやエンテロコッカス・フェシウムなどがあります。これらの細菌は本来バンコマイシンに感受性があるのですが,それが耐性となったのがバンコマイシン耐性腸球菌(VRE:vancomycin-resistant enterococci)です。バンコマイシン耐性エンテロコッカス・フェカーリスはβラクタム系薬には感受性がありますが,バンコマイシン耐性エンテロコッカス・フェシウムはβラクタム系やアミノグリコシド系にも高度耐性です。

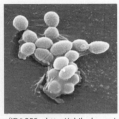

(ID#:258, http://phil.cdc.gov/phil/details.asp より)

そのため,耐性菌としてはフェシウムが問題となるのですが,病原性はフェカーリスのほうがフェシウムよりも強いことが知られています。

腸球菌も日和見病原体なので,健康人には何ら感染症を引き起こしませんが,抵抗力の低下した人には感染症を発症させます。VRE も同様であり,抵抗力のない患者さんで問題となります。

☞ 多剤耐性アシネトバクター

アシネトバクター属には 30 以上の菌種がありますが,院内感染のほとんどがアシネトバクター・バウマニによって引き起こされています。アシネトバクターは人工呼吸管理されている患者さんで特に問題となる細菌です。

アシネトバクターがカルバペネム系,アミノグリコシド系,キノロン系に耐性となったものを多剤耐性アシネトバクター(MDRA:multiple drug resistant *Acinetobacter*)と言います。耐性機序は多剤耐性緑膿菌に似ています。

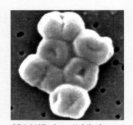

(ID#:6497, http://phil.cdc.gov/phil/details.asp より)

平成 26 年 9 月 19 日より,感染症法では,多剤耐性アシネトバクターによる感染症を呈した患者さんについては全症例を届出することになりました。具体的には血液,腹水,胸水,髄液などの通常無菌の検体で細菌が検出されたときには届け出をします。喀痰,膿,尿などの通常無菌ではない検体から細菌が検出された場合には感染症の原因菌であると判定されると届け出をすることになっています。

☞カルバペネム耐性腸内細菌科細菌

「カルバペネム耐性腸内細菌科細菌」(CRE；carbapenem-resistant enterobacteriaceae) は，カルバペネム系に耐性の腸内細菌科細菌のことです。「腸内細菌」と「腸内細菌科細菌」は同一のものではありません。

腸内細菌はヒトの消化管で共生する微生物のことで，ほとんどがバクテロイデス属などの嫌気性菌です。一方，腸内細菌科細菌は通常の培地でよく発育するグラム陰性桿菌で，

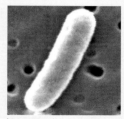

(ID#:10576, http://phil.cdc.gov/phil/details.asp より)

酸素の有無にかかわらず生育でき，ブドウ糖を発酵するといった条件を満たす必要があります。クレブシエラ属，大腸菌，セラチア属，プロテウス属，サルモネラ属などが腸内細菌科細菌に属します。ちなみに腸球菌はグラム陽性球菌なので腸内細菌科細菌ではありません。すなわち，腸内細菌科細菌は腸内細菌の一部を占めるに過ぎないのです。

この腸内細菌科細菌がカルバペネマーゼという酵素を出すことによって，カルバペネム系に耐性となるのです。カルバペネマーゼはカルバペネム系のみならず，キノロン系やアミノグリコシド系も不活化します。カルバペネマーゼには複数の種類があり，米国ではKPC型，欧州ではOXA-48型，インドやパキスタンではNDM型などが流行していますが，これらは他の地域にも拡散してきており，日本でも少数ながら検出されています。

☞多剤耐性結核菌

結核の治療で抗結核薬が不適切に投与されると（不十分の投与量や投与期間など），結核菌は耐性化して「耐性結核菌」となります。イソニアジドとリファンピシンは最も強力な抗結核薬であり，第1選択の抗結核薬と考えられていますが，これら2剤に耐性の結核菌を「多剤耐性結核菌」(multi-drug resistant tuberculosis：MDR-TB) といいます。

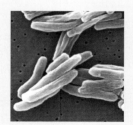

(ID#:8438, http://phil.cdc.gov/phil/details.asp より)

多剤耐性結核は第2選択薬（アミカシン，カナマイシン，カプレオマイシン）を用いることによって治療することができますが，これら

の薬剤は第1選択薬よりも副作用が多く、有効性が不十分で、長期の治療期間が必要です。治療期間が長期にわたることから途中で治療を止めてしまう患者さんもいるため、さらなる耐性化が問題となります。

多剤耐性結核菌が「すべてのフルオロキノロン系への耐性」および「3種類の注射用第2選択薬（アミカシン、カナマイシン、カプレオマイシン）のうち少なくとも1剤に耐性」となったものを「超多剤耐性結核菌」（extensively drug-resistant tuberculosis：XDR-TB）といいます。超多剤耐性結核は第1選択薬および第2選択薬に耐性なので、治療が極めて困難です。

Notes ㉑ アンチバイオグラム

病院によって治療する感染症は千差万別で、原因菌も病院によって異なります。原因菌が異なれば、それに応じて投与される抗菌薬も異なりますから、当然、耐性菌の種類、頻度も異なるわけです。

例えば、A病院で緑膿菌に対して極めて有効であった抗菌薬がB病院ではほとんど有効ではないことはありうるのです。これは、その抗菌薬に対する緑膿菌の耐性頻度がB病院のほうが高いためです。

臨床現場において、感染症の原因菌と感受性が判明してから抗菌薬が投与されるということはほとんどありません。原因菌を推定して投与したり、原因菌は判明しているが感受性結果はまだ出ていないという状況で投与し始めるのです。このような治療法をエンピリック・セラピー（経験的治療）と言いますが、この治療では、効果の期待できる抗菌薬を投与しなければ患者さんの生命予後が不良になってしまいます。したがって、感受性結果が判らなくても、あらかじめ有効な抗菌薬が選択できる環境を作らなければなりません。

そのような環境づくりで大変有効なのがアンチバイオグラムです。アンチバイオグラムは個々の病院で実際に検出された分離菌に対する抗菌薬の「感受性ありの割合」を一覧表にしたものです。アンチバイオグラムがあれば、感染症の原因菌を推定した段階で最も有効であろうと推測される抗菌薬を選択できるのです。また、特定の分離菌が特定の抗菌薬への感受性の割合を低下させてきた場合、すなわち、耐性菌の割合が増加してきた場合にも、それを迅速に感じ取ることができます。アンチバイオグラムは病院間では異なるので、各施設ごとで作成する必要があります。

8 感染対策の院内教育
「やらされる」から「やる」に変えるコツ

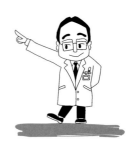

 「やらされる」感染対策と「やる」感染対策

　感染対策を「やらされる」のか「やる」のかでは大きく違います。何が違うかをここでちょっと整理してみましょう。

> ❶「やる」ためには目的が必要です。目的もなく，やる気を維持することはできません。一方，「やらされる」では目的は必ずしも必要ありません。ただやっていればいいからです。
>
> ❷「やる」ためには，「やる」ことの内容の理解が必要です。理解していなければ継続的かつ正確に（綻びなく）「やる」ことができないからです。一方，「やらされる」は内容を理解していなくても形式的に実施していればよいわけです。

　このように「目的の設定」と「内容の理解」の有無によって，「やらされる人」と「やる人」が生まれ，感染対策の遵守率もそれぞれ

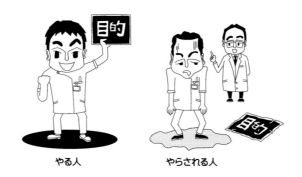

やる人　　　　やらされる人

異なってきます。もちろん,「やらされる人」では遵守率が低いわけですから,是非とも「やらされる」から「やる」に変えていく必要があるのです。

　もう一つ忘れてはならないことに「重要性の理解」があります。目的があり内容を理解していても,なぜ重要かが理解されていなければ,その感染対策は後回しにされてしまいます。

> 「目的の設定」＋「内容の理解」＋「重要性の理解」が大切！

目的の設定

　感染対策の目的はもちろん院内感染を防ぐことです。その目的のためにどのような感染対策を実施すればよいかを常に考えて行動することが大切です。感染対策の目的を持っていないスタッフは手袋やガウンやマスクを装着することで満足してしまいます。その結果,手袋をしたまま電子カルテをキーボードで打ち込んだり,マスクから鼻を出していたり,血液が付着したガウンを着たまま廊下を歩いたりといったことをしてしまうのです。目的を持って感染対策に取り組んでいるスタッフはそのようなことはしません。目的を持た

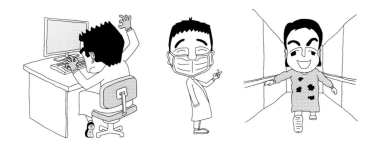

ずに「やらされる」(つまり「やっていればいい」)という状態では，正しい方向を見誤ることになるのです。

> 目的を設定しない ⇒ 方向を見誤る。

内容の理解

「内容の理解」も大切です。

毎日の患者さんのケアでは突発的なことが発生します。それらへの対応すべてをマニュアルに記載することはできません。基本的なことはマニュアルに書かれていますが，細かい対応までは記載しきれないからです。

院内感染を発生させないためには，個々の臨床現場の事象に対してどんな手順や手段をとればよいかをスタッフ自身が柔軟に判断して実施する必要があります。つまり，理解した内容に基づいた応用力が求められるのです。感染対策の中身をしっかり理解していないと応用は利きません。また，正確かつ綻びなく，感染対策を継続的に実施することもできないのです。「やらされる」人は，内容を理解していない，あるいは理解しようとしないため，現場で応用が利かないのです。

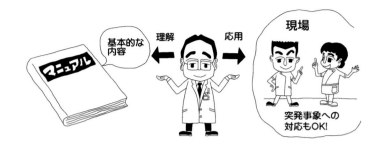

☞ 内容を理解しない ⇒ 応用できない。継続できない。

 重要性の理解

「病棟業務が多忙だから手洗いする時間がない」という人がいます。こういう人は手洗いの重要性を理解していないのです。そのような人を観察していると，全くと言っていいほど手洗いをしません。もちろん，患者さんが急変して一刻を争う救命処置が必要なときには手指衛生の時間がないことがあるかもしれません。しかし，24時間，急変が起こることはないのです。稀に起こることを言い訳にして，全く手洗いをしないという道理は通りませんね。

起床してから顔を洗って歯磨きをするといった毎日の衛生行為は，もし病院からの超緊急な呼び出しがあれば，省略して家を飛び出すことはあるかもしれません。しかし，トイレで排便した後にトイレットペーパーで肛門周囲を拭いたり，温水洗浄便座で洗浄するという行為はどんなに忙しくても省略しないでしょう。手洗いの重要性は洗顔レベルではなく，排便後レベルであると理解してほしいのです。

患者さんのケアでの手洗いの重要性の重みを他の医療行為と比較した場合，それを「低く認識しているスタッフ」と「高く認識しているスタッフ」がいることは確かです。しかし，手洗いの本当の重

要性が理解できれば，手洗いを優先して実施したくなるのです。手洗いは今すべきことであり，後回しでよいことではありません。ましてや，手洗いをしないというのは論外なのです。

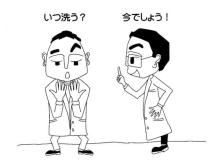

重要性を理解していない ⇒ 重要なことを後回しにする。

 具体的にどうするか？

それでは具体的にどのようにして目的を設定し，内容と重要性を理解してもらえばよいでしょうか？

まず，スタッフに感染対策活動の一部を担当させることです。自分も参加していることを認識させると自覚が芽生えます。例えばレクチャーをさせるとか，マニュアル作成の一部を手伝ってもらうなどです。この過程で目的意識が生まれ，内容の理解が深まります。感染対策に取り込まれた（一員となった）スタッフは次第に自発的

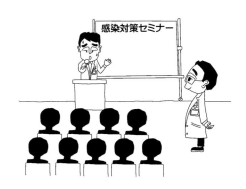

に勉強するようになり，それを実践しようとする方向に向いていきますから，目的の設定と内容の理解は各段に向上するはずです。

☞スタッフに感染対策の一部を担当させることが大切。

　もう一つは，感染対策を実施しないと自分が被害者になりうることを認識させることです。院内感染対策は患者さん，スタッフ，面会者を感染から守ることを目的としていますが，残念ながら患者さんを感染から守ろうという意識が薄いスタッフが少なからずいます。そういうスタッフには「患者さんのため」を「自分のため」に置き換えさせて，重要性を理解させるのです。例を2つ挙げてみましょう。

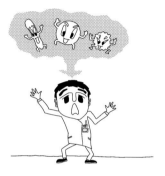

例1：MRSAは手指を介して伝播しますが，手指衛生をしないスタッフが知らないうちにMRSAに感染しても何ら症状はなく，気になりません。しかし，鼻腔にMRSAを保菌することになりますから，その状態で自分の子どもや赤ちゃんに頬ずりするとMRSAを伝播させる可能性があります。こう考えると，もう他人事ではありません。一所懸命に手洗いするようになるでしょう。

例2：妊婦が風疹に罹患すると胎児が先天性風疹症候群に罹患して永久障害を持つ可能性があります。そのため，妻が妊娠した男性スタッフがワクチン接種するために受診しました。この男性は妻が妊娠するまでは，「風疹ワクチンを接種しましょう！」と啓発しても接種しませんでした。しかし，妻が妊娠した時点で，自分の子どもが被害者になる可能性を心配した彼は，我が事としてその重要性を理解し，接種する気になったのです。

☞患者さんのため＝自分のため

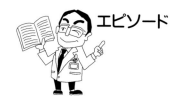 エピソード

スタッフが感染対策を「やらされる」から「やる」になるには様々な試みが必要です。ここではその一部を紹介します。

 エピソード ❶抗菌薬マニュアル〜自施設で作成を！

どの病院も**抗菌薬マニュアル**を作成しています。これは導入している抗菌薬や**アンチバイオグラム**が病院ごとに異なっているからです。それと入院している患者さんの状況も病院ごとで異なっていますから他の病院のマニュアルを流用するわけにはいきません。

急性期病院，慢性期病院，小児病院，循環器病院，透析病院など病院にはいろんなタイプがありますが，これらの病院でみられる感染症にもそれぞれ特徴があります。慢性期病院では嚥下障害や褥瘡などが引き起こす感染症が多くみられ，透析病院では高齢者の感染症やシャント感染などがみられるのが特徴です。したがって，各病院ごとに起きやすい感染症を把握し，それに対する推奨抗菌薬を提示したマニュアルを作成する必要があります。

ただし，抗菌薬マニュアルは作成すればよいというものではありません。感染対策チームが作成したら，それで終わりではないのです。院内のすべての医師がその内容を十分に理解し遵守してこそマニュアルなのです。遵守されなければ単なる「絵に描いた餅」になってしまいます。

ではどうしたら遵守してもらえるでしょうか？

もう10年以上も前のことですが，浜松医療センターではマニュアル作成のための勉強会を繰り返していました。各科の代表者に参加してもらい，感染症内科と推奨抗菌薬について話し合っていくので

8. 感染対策の院内教育〜「やらされる」から「やる」に変えるコツ

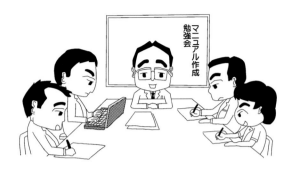

す。もちろん代表者でなくとも関心のある医師や薬剤師も勉強会に参加してくれました。そのような勉強会を継続しながらマニュアルを作成していったのです。

　各科の医師はマニュアル作成のために必死になって情報を集めてくれました。そしてエビデンスのない治療法はどんどん切り捨てていきました。こうして根拠のない慣習的な抗菌薬治療を放棄していったのです。このようにマニュアルの作成に加わると，必ず目的が生まれ内容の理解が進むのです。

> 👉 抗菌薬マニュアルはみんなで作ろう！

　各科で責任を持って作成したマニュアルには大きな利点があります。他の病院から当院のある診療科に赴任してきた医師が，以前勤務していた病院で実施してきた慣習的な抗菌薬投与を行ったとしても，科長を通して正すことができます。これは自分たちも参加して作成した抗菌薬マニュアルを守らないことに対して，科長がその責任のもとで速やかに遵守させようという意識があるからです。

　このように感染対策チームが介入せずとも現場が自発的に「やる」感染対策を実践できる環境づくりが重要だと思います。

エピソード

❷抗菌薬の適正使用～病院経済からのアプローチ

　クロストリジウム・ディフィシル感染症の治療にはメトロニダゾールやバンコマイシンの内服薬が使用されます。重症のときにはバンコマイシンが用いられますが，ほとんどの場合，メトロニダゾールを使用することになります。

　包括医療費支払い制度方式（DPC：Diagnostic Procedure Combination）が始まる前はどの病院もバンコマイシン内服が使用されていました。当時はジェネリックがほとんど導入されていなかったので，バンコマイシン内服は1回500mgの1日4回内服で1日当たり1万円程度の薬価となりました。10日の服用で10万円になります。メトロニダゾールは1日200円程度なので，10日で2,000円程度で済みます。DPCが始まると，バンコマイシンは病院経済に大きな負担となりました。

　当時の医師はバンコマイシン内服が高額であっても気にしませんでした。そこで抗菌薬に要する費用を抗菌薬勉強会で明らかにし，「バンコマイシンは重症の患者さんだけに使用し，中等度～軽症ではメトロニダゾールにしましょう」と提案したところ，病院全体でメトロニダゾールが使用されるようになったのです。

　バンコマイシンの使用はバンコマイシン耐性腸球菌（VRE）やバンコマイシン耐性黄色ブドウ球菌（VRSA）に増殖のチャンスを与えることになります。経済性のみならず，耐性菌抑制の点からもメトロニダゾールを中心とした処方が適切なのです。

　病院経済を利用した抗菌薬使用の誘導は感染対策から見れば邪道かもしれません。しかし，バンコマイシンからメトロニダゾールに一気に移行するためには病院経済は必要な説得材料だったのです。感染対策を向上させる手段は必ず感染対策の中から選び出さなけれ

ばならないということはありません。手段はどうあれ，適切な方向に迅速に移行することも大切なのです。この戦略は病院経済の健全化という「目的」を設定してそれが実行された感染対策といえます。

> 感染対策には経済性も持ち込む！

❸マキシマルバリアプリコーション
～朱に交われば赤くなる

　マキシマルバリアプリコーションは中心静脈カテーテルを挿入するときには必須の感染対策です。術者はガウン，手袋，マスク，キャップを装着して無菌操作でカテーテルを挿入します。

　中心静脈カテーテルを挿入する場所は必ずしも手術室やカテーテル室であるとは限りません。病室で行うこともあります。しかし，埃が飛び交っているような場所での挿入はしてはいけません。マキシマルバリアプリコーションは術者にとって大変手間となる作業なので，その重要性をちゃんと理解していない医師にとっては苦痛になる手技です。そのため，マキシマルバリアプリコーションがほとんど実施されていない病院もあれば，ほぼ100％実施されている

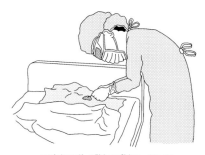
マキシマル・バリアプリコーション

病院もあり，実施率には大きな幅があります。

　興味深い話があります。マキシマルバリアプリコーションがほとんど実施されていない病院で勤務していた医師が確実に実施されている病院に転勤すると，マキシマルバリアプリコーションを実施するようになります。ところがその逆もあり，実施されていた病院から実施されていない病院に移動するとマキシマルバリアプリコーションを全く実施しなくなることがあるのです。

> ☝朱に交われば赤くなる！

　病院での実施状況によって自分も実施したりしなかったりするのは，まさしく「やらされる」気質によるものです。マキシマルバリアプリコーションの必要性をちゃんと理解して「やる」ことを考えている医師はどこへ転勤しても実施し続けるでしょう。

　浜松医療センターではマキシマルバリアプリコーションでの遵守率は95％以上です。きわめて高率なのですが，マキシマルバリアプリコーションの導入直後は遵守率はかなり低かったのです。「忙しいのにいちいちガウンやマスクやドレープなど準備している暇はない！」「本当にマキシマルバリアプリコーションは有効なのか？」といった疑問の声があったからです。

　しかし，学会や研究会でマキシマルバリアプリコーションの必要性を勉強してきた数多くの医師が賛成派となり導入に協力してくれました。「マキシマルバリアプリコーションをしていると自分の体物質（皮膚落屑，白衣の埃など）がカテーテルに落下しないので安心だ！」「マキシマルバリアプリコーションではガウンを着ているので，ベッドの横まで覆われた大きな滅菌ドレープに大腿前部をもたれさせることができる。そうすると楽だ！」などと様々な賛成意見を言ってくれたのです。

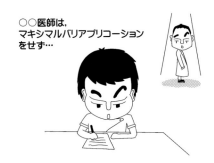

　さらに，看護部の協力もすごくて，マキシマルバリアプリコーションを実施すると，カルテに「○○医師によってマキシマルバリアプリコーション下にて中心静脈カテーテルが挿入された」と記録されます。逆にマキシマルバリアプリコーションを実施しないと，「○○医師によってマキシマルバリアプリコーションは実施されず中心静脈カテーテルが挿入された」と記録するのです。ほとんどの医師は後者のような記載をされては困るということで，ちゃんと実施するようになりました。

　マキシマルバリアプリコーションの遵守率が85％を越えてくると，ほとんどの医師や看護師は中心静脈カテーテルの挿入では当然実施するものとして認識するようになってきます。ここまで来ると，医師が中心静脈カテーテルを挿入したいと看護師に伝えた段階で，看護師はマキシマルバリアプリコーションのセットをあらかじめ準備するようになります。せっかく準備してもらったセットを無視して，それを使わずに中心静脈カテーテルを挿入するのはかなり勇気がいることです。

　マキシマルバリアプリコーションの遵守率が95％を越えると別世界に突入します。この状況は救急外来などの緊急時を除いて100％の実施率となります。もし，ある医師がマキシマルバリアプリコーションを実施せずに，中心静脈カテーテルを挿入すれば，病

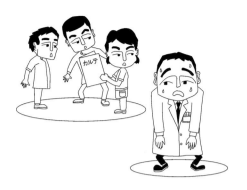

院全体の噂になってしまうのです。「〇〇先生はマキシマルバリアプリコーションをしなかったんだって！」と。こんな目にあいたくないので，次からはちゃんと実施するようになります。95％を越えるところまで遵守率を高めるとマキシマルバリアプリコーションは確固たる感染対策として病院に根付くことになるのです。

> ☞マキシマルバリアプリコーションの遵守率⇒＞95％は別世界！

　ただ残念なことに，このように高い遵守率であっても，それは「やる」ではなく，「やらされる」という状況から生まれたものです。そのため医師が心底から「やる」という気持ちになるためには，マキシマルバリアプリコーションの目的と必要性・重要性をしっかりと理解してもらうことが大切なのです。

　高い遵守率の感染対策を「やらされる」から「やる」という方向に持ち込むには，日頃からその目的と重要性をスタッフ一人ひとりにしっかり理解してもらえるよう働きかけなくてはいけません。そのためには勉強会を定期的に継続して開催することが大切です。そうすることによって真の意味での高い遵守率が長く維持されることになるのです。

8. 感染対策の院内教育～「やらされる」から「やる」に変えるコツ

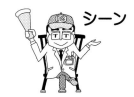

「やらされる」から「やる」に変えるためにはモチベーションが必要です。ここでは臨床現場で遭遇しそうなシーンを取り上げて解説します。

❶古い感染対策を突破する～若手を活用

抗菌薬の使用方法や院内感染対策に対しては経験のあるスタッフ（熟練者）ほど協力してもらえません。ほとんどの医師や看護師はこれまで自分が実践してきたことを維持しようとするからです。それが例え誤ったやり方であっても，なかなか変更してくれません。

例えば，入院患者さんの肺炎のほとんどにカルバペネム系抗菌薬を投与する医師，中心静脈カテーテルを挿入するときにマキシマルバリアプリコーションを実施しない医師，静脈留置針で血管確保するときに手袋を装着しない看護師などがいたとしましょう。

このような人々の多くは経験年数が長く，これまでの自分のやり方を変えようとしません。変更を依頼しても，いろいろ理由をつけて従来のやり方を継続しようとします。

こういう場合，まず若手を徹底的に教育していくのが効果的です。研修医が抗菌薬の勉強をして適切な抗菌薬を提示したり，マキシマ

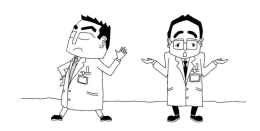

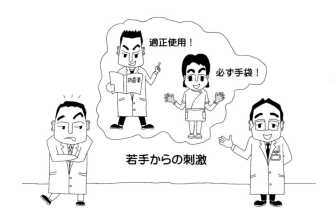

ルバリアプリコーションを確実に行えば，また，新人看護師が必ず手袋を装着して静脈留置針を挿入すれば，さすがにそれを妨害するようなスタッフはいません。若手がそのような対応を身に着けて実施するようになると，いくら熟練者であっても無視できないはずです。こうしていつしか熟練スタッフも正しい感染対策を受け入れざるを得なくなるわけです。

> 新人が熟練者を教育することもある！

　若手のスタッフに十分な教育がされていれば，彼らは行うべき感染対策の重要性をしっかり理解していますから自らの意志で「やる」感染対策になっています。しかし，熟練者は若手からのプレッシャーを受け，シブシブやっているので「やらされる」感染対策になっているわけです。このようなことを少しでも解消するために，感染対策の変更があった場合や新規の感染対策を導入したときには，熟練者も理解しやすいように勉強会などを通じて丁寧な情報提供をすることも大切です。いつまでも「やらされる」感染対策のまま放置しておくわけにはいきませんからね。

❷インフルエンザワクチン
～「他人のため」は「自分のため」

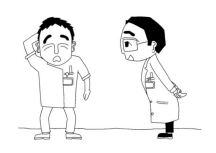

　毎年，医学生が病院実習に来た時には必ず感染対策の話をします。そのときインフルエンザワクチンを接種しているかを尋ねます。ほとんどの学生は接種しているのですが，一部に接種していない学生もいます。

　接種していない学生に「どうして接種しないのか？」と聞くと「今までインフルエンザに罹ったことがないからです」という答えが返ってきます。そこで「たとえば，もし君が医師国家試験の直前や試験中にインフルエンザに罹患してしまったらベストの力を発揮できなくなって1年浪人することになるかもしれないけれど，今まで，インフルエンザに罹患したことがないのであれば，国家試験の年もインフルエンザワクチンを接種する必要はないね」と少し脅してみると，「国家試験の前には接種します」と言うのです。

　ここですかさず「院内感染対策としては接種しないけれど，国家試験のためには接種するのだね。他人のためには接種しないが，自分のためには接種するということかな？」と詰め寄ります。すると「わかりました。接種します」という答えが戻ってきます。

　ちょっと意地悪に思われるかも知れませんが，こうしたやり取りを通して，感染対策を怠ると自分が被害者になる可能性に気づかせ，それをそのまま患者さんへの感染対策に置き換えて理解してもらうことも大切です。

　　　　　　　　👆他人のため＝自分のため

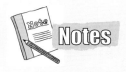

Notes ㉒ 学習定着率

「学習定着率」というものがあります。これは講演会などの学習の機会を得て参加した人々の中で，どれくらいの割合の人が学習できたかを示す一つの指標です。

これを参考にして教育効果を推定すると，講義を聴いた場合の定着率は5％と言われています。講義で配布された資料を読むという行為が入ると10％まで増加します。ここで，スライドや動画を用いて視覚化すると20％となります。さらに，感染対策の実技を見ると30％となり，聴講者が討論に加わると50％まで跳ね上がり，実技に加わることによる学習定着率は75％となります。最終的に聴講者が自分の担当領域に戻って伝達講習会などで情報を提示するようにすれば，90％となります（図1）。レクチャーをするときには学習定着率を考えながら実施するのが効果的です。

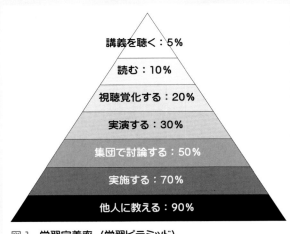

図1 学習定着率（学習ピラミッド）

(National Training Laboratories, Bethel, Maine より)

Notes ㉓ 先天性風疹症候群

　先天性風疹症候群は妊婦が風疹ウイルスに感染したときに問題となる疾患です。母体がウイルス血症となっているときに胎児に経胎盤感染することによって発生します。胎児の障害のレベルは感染した妊娠時期に大きく左右されます。

　第1トリメスター（妊娠初期）での感染では85％の児に影響がみられますが，妊娠20週以降の感染では障害は稀です。第3トリメスター（妊娠後期）での感染では先天性風疹症候群の危険性はありません。

　症状は聾が最も多く，白内障，緑内障，網膜症，小眼症，心臓欠陥，小頭症や精神遅滞がみられます。先天性風疹症候群の幼児は1歳まで体液から大量のウイルスを排出するので病院では隔離しなければなりません。

参考図書

- 向野賢治訳：病院における隔離予防策のための CDC 最新ガイドライン，1996，メディカ出版（大阪）
- 矢野邦夫・向野賢治訳：医療現場における隔離予防策のための CDC ガイドライン，2007，メディカ出版（大阪）
- 矢野邦夫・向野賢治訳：医療現場における多剤耐性菌対策のための CDC ガイドライン，2007 年，メディカ出版（大阪）
- 矢野邦夫訳：造血幹細胞移植患者の日和見感染予防のための CDC ガイドライン，2001，メディカ出版（大阪）
- 矢野邦夫：知って防ぐ耐性菌 － ESBL 産生菌・MRSA・MDRP，2014，ヴァンメディカル（東京）
- 矢野邦夫：知って防ぐ耐性菌 2 － MDRA・VRE・PRSP・CRE，2015，ヴァンメディカル（東京）
- 矢野邦夫：感染制御 INDEX 100 の原則，2011，ヴァンメディカル（東京）
- 矢野邦夫：感染制御の授業，2009，ヴァンメディカル（東京）
- 矢野邦夫：感染対策のレシピ，2013，リーダムハウス（名古屋）
- 矢野邦夫・埋田聖子：ケア環境別 できる感染対策，2014，リーダムハウス（名古屋）
- WHO：Guidelines on hand hygiene in health care.〔Full version〕http://whqlibdoc.who.int/publications/2009/9789241597906_eng.pdf〔Summary〕http://whqlibdoc.who.int/hq/2009/WHO_IER_PSP_2009.07_eng.pdf
- CDC：Guideline for hand hygiene in health-care settings. http://www.cdc.gov/mmwr/PDF/rr/rr5116.pdf
- CDC：Updated norovirus outbreak management and disease prevention guidelines. http://www.cdc.gov/mmwr/pdf/rr/rr6003.pdf
- CDC：Guideline for the prevention and control of norovirus gastroenteritis outbreaks in healthcare settings. http://www.cdc.gov/hicpac/pdf/norovirus/Norovirus-Guideline-2011.pdf
- CDC：Guidelines for environmental infection control in health-care facilities, 2003. http://www.cdc.gov/hicpac/pdf/guidelines/eic_in_HCF_03.pdf
- CDC：Guidelines for preventing the transmission of *Mycobacterium tuberculosis* in health-care settings, 2005 http://www.cdc.gov/mmwr/PDF/

参考図書

rr/rr5417.pdf
- CDC：Recommendations for preventing transmission of infections among chronic hemodialysis patients . http://www.cdc.gov/mmwr/PDF/rr/rr5005.pdf
- CDC：Guidelines for the management of occupational exposures to HBV, HCV, and HIV and Recommendations for postexposure prophylaxis.http://www.cdc.gov/mmwr/PDF/rr/rr5005.pdf
- PHS：Updated US Public Health Service Guideline for the management of occupational exposures to human immunodeficiency virus and Recommendations for postexposure prophylaxis. Infect Control Hosp Epidemiol 2013; 34（9）: 875-892.
- CDC：Management of multidrug-resistant organisms in healthcare settings, 2006. http://www.cdc.gov/hicpac/pdf/guidelines/MDROGuideline2006.pdf

巻末資料：感染症と感染予防策一覧

	感染症	感染予防策
あ	アクチノミセス症	標準予防策
	アスペルギルス症	標準予防策
	圧迫潰瘍（褥瘡性潰瘍，圧迫痛），感染性 　大きい病変 　小さい病変または限局病変	接触予防策 標準予防策
	アデノウイルス感染症（⇒胃腸炎，結膜炎，肺炎下の病原体特異的ガイダンスを参照）	標準予防策
	アメーバ症	標準予防策
	RS ウイルス感染，幼児，年少小児，免疫不全成人	接触予防策
い	胃腸炎 　アデノウイルス 　ウイルス性（他の箇所でカバーされていなければ） 　エルシニア・エンテロコリティカ 　キャンピロバクター属 　クリプトスポリジウム属 　クロストリジウム・ディフィシル 　コレラ 　サルモネラ属（チフス菌を含む） 　シゲラ属（細菌性赤痢） 　ジアルジア・ランブリア 　大腸菌 　　腸管出血性 O157:H7 および志賀毒素産生株 　　その他の菌種 　腸炎ビブリオ 　ノロウイルス 　ロタウイルス	 標準予防策 標準予防策 標準予防策 標準予防策 標準予防策 接触予防策 標準予防策 標準予防策 標準予防策 標準予防策 標準予防策 標準予防策 標準予防策 標準予防策 接触予防策
	インフルエンザ 　ヒトインフルエンザ（季節性インフルエンザ） 　トリインフルエンザ（H5N1, H7, H9 株など） 　（http://www.cdc.gov/flu/avian/professional/infect-control.htm を参照） 　パンデミックインフルエンザ（ヒトインフルエンザも）	 飛沫予防策 飛沫予防策
う	ウイルス性呼吸器疾患（他の箇所でカバーされない場合） 　成人 　幼児または年少小児（⇒「呼吸器感染症，急性」を参照）	標準予防策
	ウイルス性出血熱（ラッサ，エボラ，マールブルグ，クリミアーコンゴ熱ウイルスによる）	標準予防策 ＋飛沫予防策 ＋接触予防策
え	HIV 感染	標準予防策
	エキノコックス症	標準予防策
	壊死性腸炎	標準予防策
	壊疽（ガス壊疽）	標準予防策
	エプスタイン・バーウイルス感染（伝染性単核症を含む）	標準予防策
お	オウム病（鳥類病）（オウム病クラミジア）	標準予防策

	感染症	感染予防策
か	回帰熱	標準予防策
	疥癬	接触予防策
	回虫症	標準予防策
	川崎病	標準予防策
	肝炎,ウイルス性 　A型 　　おむつあるいは失禁状態 　B型（HBs抗原陽性）：急性および慢性 　C型と他の特定されていない非A非B型 　D型（B型肝炎ウイルスの合併感染のみにみられる） 　E型 　G型	標準予防策 接触予防策 標準予防策 標準予防策 標準予防策 標準予防策 標準予防策
	カンジダ症（皮膚粘膜型を含むすべての型）	標準予防策
	感染性海綿状脳症	標準予防策
き	Q熱	標準予防策
	キャンピロバクター胃腸炎	標準予防策
	狂犬病	標準予防策
	蟯虫症	標準予防策
	ギランバレー症候群	標準予防策
く	クラミジア・トラコマティス感染症 　結膜 　性器（性病性リンパ肉芽腫） 　呼吸器（生後3ヵ月未満の乳児）	標準予防策 標準予防策 標準予防策
	クラミジア肺炎	標準予防策
	クリプトコッカス症	標準予防策
	クリプトスポリジウム症	標準予防策
	クリミア-コンゴ熱	標準予防策 飛沫予防策 空気予防策
	クロイツフェルトヤコブ病 CJD, vCJD	標準予防策
	クロストリジウム属感染症 　ウェルシュ菌 　　ガス壊疽 　　食中毒 　クロストリジウム・ディフィシル 　ボツリヌス菌	 標準予防策 標準予防策 接触予防策 標準予防策
け	結核 　肺または喉頭疾患,確定 　肺または喉頭疾患,疑い 　肺外,排膿病変はない,髄膜炎 　肺外,排膿病変 　現在肺病変はないが皮膚テスト陽性	 空気予防策 空気予防策 標準予防策 空気予防策 ＋接触予防策 標準予防策

	感染症	感染予防策
	結膜炎	
	クラミジア	標準予防策
	急性ウイルス性（急性出血性）	接触予防策
	急性細菌性	標準予防策
	淋菌性	標準予防策
こ	呼吸器感染症,急性(もし、他の箇所でカバーされていない場合)	
	成人	標準予防策
	乳幼児	接触予防策
	抗菌薬関連大腸炎	接触予防策
	鉤虫症	標準予防策
	喉頭蓋炎, インフルエンザ菌による	飛沫予防策
	コクシジオイデス症	
	肺炎	標準予防策
	排膿病変	標準予防策
	コックサッキーウイルス	標準予防策
	コレラ	標準予防策
	コロラドダニ熱	標準予防策
さ	細気管支炎	接触予防策
	細菌性赤痢	標準予防策
	サイトメガロウイルス感染症（新生児または免疫不全者を含む）	標準予防策
	サル痘	空気予防策 ＋接触予防策
	サルモネラ症	標準予防策
	塹壕性口腔炎（ワンサン・アンギーナ）	標準予防策
し	ジアルジア鞭毛虫症	標準予防策
	子宮内膜炎	標準予防策
	ジフテリア	
	喉頭	飛沫予防策
	皮膚	接触予防策
	重症急性呼吸器症候群（SARS）	空気予防策 ＋飛沫予防策 ＋接触予防策
	種痘疹（接種部位，ワクチン接種に引き続く副反応）	
	接種部位のケア（自家接種部位を含む）	標準予防策
	種痘性湿疹	接触予防策
	致死的種痘疹	接触予防策
	全身性種痘疹	接触予防策
	進行性種痘疹	接触予防策
	接種後脳炎	標準予防策
	眼瞼炎または結膜炎	標準予防策 ＋接触予防策
	虹彩炎または角膜炎	標準予防策
	種痘疹関連多形性紅斑（スティーヴンズ－ジョンソン症候群）	標準予防策

感染症	感染予防策
住血吸虫病（ビルハルツ吸虫病）	標準予防策
条虫病 　有鉤条虫（豚肉） 　小型条虫 　その他	 標準予防策 標準予防策 標準予防策
小児バラ疹（HHV-6 によってひきおこされる）	標準予防策
食中毒 　ウェルシュ菌 　ブドウ球菌性 　ボツリヌス中毒	 標準予防策 標準予防策 標準予防策
虱症 　頭部 　体部 　陰部	 接触予防策 標準予防策 標準予防策
す 水痘	空気予防策 ＋接触予防策
髄膜炎 　インフルエンザ菌タイプ b，確定または疑い 　結核菌 　細菌性，グラム陰性，新生児 　真菌性 　髄膜炎菌，確定または疑い 　肺炎球菌 　無菌性（非細菌性またはウイルス性） 　　（⇒「腸管ウイルス感染」も参照） 　リステリア菌（⇒「リステリア症」を参照） 　他の同定された細菌	 飛沫予防策 標準予防策 標準予防策 標準予防策 飛沫予防策 標準予防策 標準予防策 標準予防策 標準予防策
髄膜炎菌疾患：敗血症，肺炎，髄膜炎	飛沫予防策
スポロトリクス症	標準予防策
せ 性病性リンパ肉芽腫	標準予防策
せつ，黄色ブドウ球菌性 　幼児および年少小児	標準予防策 接触予防策
接合真菌症	標準予防策
節足動物媒介ウイルス性脳炎（ベネズエラ馬脳脊髄炎，セントルイス・カルフォルニア脳炎，ウエストナイルウイルス）およびウイルス熱（デング熱，黄熱，コロラドダニ熱））	標準予防策
先天性風疹	接触予防策
旋毛虫病	標準予防策
そ 創感染症 　大きい 　局所，限定	 接触予防策 標準予防策
鼠径肉芽腫（ドノヴァン症，性病性肉芽腫）	標準予防策
鼠咬症	標準予防策

	感染症	感染予防策
た	帯状疱疹 　すべての患者において，播種性病変がみられる場合	空気予防策 ＋接触予防策
	免疫不全患者において，限局性病変がみられる場合（播種性病変が除外されるまで）	空気予防策 ＋接触予防策
	免疫システムが正常な患者において，限局性病変（病変が覆われている）がある場合	標準予防策
	大腸菌性胃腸炎（⇒「胃腸炎」を参照）	標準予防策
	多剤耐性菌（MDRO），発症または保菌（MRSA，VRE，VISA/VRSA，ESBL，耐性肺炎球菌など）	標準予防策 ＋接触予防策
	単純ヘルペス 　新生児 　脳炎 　皮膚粘膜，再発性（皮膚，口，性器） 　皮膚粘膜，播種または原発性，重症	接触予防策 標準予防策 標準予防策 接触予防策
	炭疽病 　肺 　皮膚	 標準予防策 標準予防策
ち	腸炎，クロストリジウム・ディフィシル	接触予防策
	腸炎ビブリオ	標準予防策
	腸管ウイルス感染(A群およびB群コクサッキーウイルスおよびエコーウイルス)（ポリオウイルス以外）	標準予防策
	腸チフス（チフス菌）	標準予防策
て	手足口病	標準予防策
	デング熱	標準予防策
	伝染性紅斑	標準予防策
	伝染性単核症	標準予防策
	伝染性軟属腫	標準予防策
	伝染性膿痂疹（オルフウイルス）	標準予防策
	天然痘	空気予防策 ＋接触予防策
と	トキシックショック症候群（ブドウ球菌疾患，連鎖球菌疾患）	標準予防策
	トキソプラズマ症	標準予防策
	トラコーマ，急性	標準予防策
	トリコモナス症	標準予防策
	トリインフルエンザ	飛沫予防策
な	軟性下疳	標準予防策
に	二次性細菌感染（黄色ブドウ球菌，A群β溶血連鎖球菌）	標準予防策 ＋接触予防策
	尿路感染（腎盂腎炎を含む），尿カテーテルあり，またはなし	標準予防策

巻末資料：感染症と感染予防策一覧

	感染症	感染予防策
ね	猫ひっかき病（良性接種性リンパ細網症）	標準予防策
	熱傷皮膚症候群，ブドウ球菌性	接触予防策
	膿痂疹	接触予防策
	膿瘍 　排膿，大量 　排膿，少量または限局	接触予防策 標準予防策
	ノカルジア症，　排膿病変もしくは他の症状	標準予防策
	ノロウイルス胃腸炎（⇒「胃腸炎」を参照）	標準予防策
は	肺炎 　アデノウイルス 　インフルエンザ菌，タイプ b 　　成人 　　幼児と小児（どの年齢も） 　ウイルス 　　成人 　　幼児と年少小児（⇒「呼吸器感染症，急性，特定のウイルス」を参照） 　クラミジア 　水痘 - 帯状疱疹ウイルス（⇒「水痘」を参照） 　ブルクホルデリア・セパチア 　　囊疱性線維症の患者，気道への定着を含む 　　囊胞性線維症のない患者（⇒「多剤耐性菌」を参照） 　ニューモシスティス・イロベジー 　A 型連鎖球菌 　　成人 　　幼児と年少小児 　黄色ブドウ球菌 　真菌 　髄膜炎菌性 　肺炎球菌 　多剤耐性（⇒「多剤耐性菌」を参照） 　マイコプラズマ（原発性非定型肺炎） 　レジオネラ属 　他に列挙されていない細菌（グラム陰性菌を含む）	飛沫予防策 ＋接触予防策 標準予防策 飛沫予防策 標準予防策 標準予防策 接触予防策 標準予防策 飛沫予防策 飛沫予防策 標準予防策 標準予防策 飛沫予防策 標準予防策 飛沫予防策 標準予防策 標準予防策
	梅毒 　潜在性，梅毒反応陽性で無症状 　皮膚と粘膜，先天性，原発性，二次性	標準予防策 標準予防策
	白癬（皮膚糸状菌症，皮膚真菌症，白癬）	標準予防策
	破傷風	標準予防策
	バベジア症	標準予防策
	パラインフルエンザ感染症，幼児と年少小児の呼吸器	接触予防策
	パルボウイルス B19（伝染性紅斑）	飛沫予防策
	ハンタウイルス肺症候群	標準予防策
	ハンセン病	標準予防策

	感染症	感染予防策
ひ	非結核性抗酸菌 　肺 　創部	 標準予防策 標準予防策
	ヒストプラズマ症	標準予防策
	ヒトメタニューモウイルス	接触予防策
	百日咳	飛沫予防策
ふ	風疹（⇒「先天性風疹」も参照）	飛沫予防策
	ブドウ球菌疾患（黄色ブドウ球菌） 　皮膚，創部，熱傷 　　大きい 　　小さい，または限局している 　腸炎 　　多剤耐性（⇒「多剤耐性菌」を参照） 　肺炎 　熱傷様皮膚症候群 　トキシックショック症候群	 接触予防策 標準予防策 標準予防策 標準予防策 接触予防策 標準予防策
	ブラストミセス症（北アメリカ，皮膚，肺）	標準予防策
	プリオン病	標準予防策
	ブルセラ病（波状熱，マルタ熱，地中海熱）	標準予防策
	糞線虫症	標準予防策
へ	閉鎖腔感染症 　開放ドレーンが留置され，排膿が限局性または少量 　排膿がないか，閉鎖式ドレーンシステムが留置	 標準予防策 標準予防策
	ペスト 　腺ペスト 　肺ペスト	 標準予防策 飛沫予防策
	ヘルパンギーナ	標準予防策
	鞭毛虫病	標準予防策
ほ	蜂巣炎	標準予防策
	胞虫症	標準予防策
	ボツリヌス中毒	標準予防策
	発疹チフス 　発疹チフスリケッチア（流行性またはシラミ発疹チフス） 　発疹熱リケッチア	 標準予防策 標準予防策
	ポリオ（灰白髄炎）	接触予防策
ま	マイコプラズマ肺炎	飛沫予防策
	麻疹	空気予防策
	マラリア	標準予防策
	マールブルグ病	標準予防策 飛沫予防策 空気予防策

	感染症	感染予防策
む	ムコール症	標準予防策
	ムンプス（感染性耳下腺炎）	飛沫予防策
や	野兎病 　肺 　排膿病変	 標準予防策 標準予防策
ら	ライ症候群	標準予防策
	ライノウイルス	飛沫予防策
	ライム病	標準予防策
	ラッサ熱	標準予防策 飛沫予防策 空気予防策
り	リウマチ熱	標準予防策
	リケッチア痘瘡（小胞性リケッチア症）	標準予防策
	リケッチア熱，ダニ伝播（ロッキー山紅斑熱，発疹チフス）	標準予防策
	リステリア症（リステリア属）	標準予防策
	リッター病（ブドウ球菌性熱傷皮膚症候群）	接触予防策
	淋菌性新生児眼炎（淋菌性眼炎，新生児の急性結膜炎）	標準予防策
	リンパ球性脈絡髄膜炎	標準予防策
	淋病	標準予防策
る	類鼻疽（すべての型）	標準予防策
れ	レジオネラ症	標準予防策
	レプトスピラ症	標準予防策
	連鎖球菌疾患（A群連鎖球菌） 　皮膚，創部，熱傷 　　大きい 　　小さい，または限局している 　子宮内膜炎（産褥性敗血症） 　幼児および年少小児での咽頭炎 　幼児および年少小児での猩紅熱 　肺炎 　重症侵襲性疾患	 接触予防策 ＋飛沫予防策 標準予防策 標準予防策 飛沫予防策 飛沫予防策 飛沫予防策 飛沫予防策
	連鎖球菌疾患（B群連鎖球菌），新生児	標準予防策
	連鎖球菌疾患（A群でもB群でもない），他にリストされていない 多剤耐性（⇒「多剤耐性菌」を参照）	標準予防策
ろ	ロタウイルス感染	接触予防策
	ロッキー山紅斑熱	標準予防策
わ	ワンサン・アンギーナ	標準予防策

索引

あ

アウトブレイク　51, 52, 53, 118, 132, 133, 144, 154, 155, 159, 161
アクティブタイプ　17
アスペルギルス　94, 95, 136, 141
　―対策　121
　―胞子　95, 96
アルコール　57
　―手指消毒薬　36, 38, 41, 44, 45, 46, 50, 53, 128
　―綿　93
安全装置付き静脈留置針　17
安全な注射手技　12
アンチバイオグラム　147, 166, 173

い

院内ラウンド　126
インフルエンザ　24, 25, 26, 65, 70, 71, 103, 117, 131, 133, 134, 135
　―ワクチン　142, 182

え

エアロゾル　108, 109
衛生的手洗い　38
液体石鹸　50, 56
エンベロープ　57

お

黄色ブドウ球菌　152
温水洗浄便座　86

か

疥癬　111
ガウン　31, 63, 64, 72, 73, 74, 102, 103

喀痰　61
隔離　120
芽胞　39, 84
カルバペネム耐性腸内細菌科細菌　146, 159, 165
環境清掃　82
環境表面　64, 82, 83, 154
感受性菌　150
感染経路別予防策　12, 13, 100, 101, 103, 104, 119
感染症検査　112, 113, 114
感染性病原体　11
感染対策　148

き

狭域抗菌薬　150, 151

く

空気感染　27, 66, 79, 101, 115, 125
　―隔離室　107, 116, 120
空気予防策　30, 101, 102, 107, 119
クリティカル器具　97, 98
クロストリジウム・ディフィシル　39, 84, 175
クロルヘキシジン　41, 50, 51

け

携帯用耐貫通性廃棄容器　20
血液　61, 63
　―体液曝露　14, 31
　―媒介病原体　33, 90, 116
　―曝露　21, 31
結核　106, 107, 115
　―菌　115, 122, 125

195

索引

こ
広域抗菌薬　149, 150, 152, 153
抗インフルエンザ薬　134
抗菌スペクトル　146
抗菌薬　145, 147
　——の適正使用　148
　——マニュアル　173, 174
工事　141
高頻度接触表面　52, 83
ゴーグル　31, 66, 67, 72, 73, 74, 102, 103, 117
固形石鹸　56
個室　108, 109, 119
個人防護具　12, 13, 31, 60, 69, 72, 75, 80, 102, 104, 156
コホーティング　117, 118, 154, 155

さ
サージカルマスク　24, 25, 28, 29, 65, 66, 70, 74, 96, 102, 103, 107, 116, 133
細菌　50
採血　23, 61, 62
残留活性　41, 51

し
次亜塩素酸ナトリウム　52, 53, 84, 86, 97, 129
シールチェック　29, 66, 71, 78
市中感染　157
シャワー室　88
宿主対移植片反応　122
手指衛生　12, 22, 43, 74, 127
　——の5つのタイミング　54, 55, 154
手術時手洗い　40, 41, 48, 49
手術部位感染　85
消毒　98
侵襲性肺アスペルギルス症　95, 96

新
新生児集中治療室　45, 53
浸漬消毒　129

す
垂直表面　83
水痘-帯状疱疹ウイルス　108, 125
水平表面　83
スポルディングの分類　97
スリッパ　109, 110

せ
生花　136, 137
製氷機　139
咳エチケット　10, 12, 26, 27, 28, 65, 115, 116, 134, 135
石鹸　38, 39, 46
接触感染　101
接触予防策　63, 101, 102, 109, 111, 112, 119, 154, 156
セミクリティカル器具　97, 98
潜在性結核感染　122
洗浄　98
選択圧　150

そ
造血幹細胞移植　95
　——患者　136, 141

た
体液　63
耐貫通性廃棄容器　20, 138
帯状疱疹　108
耐性菌　146, 147, 150
託児所　132
多剤耐性アシネトバクター　146, 153, 154, 156, 160, 164
多剤耐性菌　84, 145, 154, 156, 160, 162

多剤耐性結核菌　　165
多剤耐性緑膿菌　　146, 156, 160, 162

ち

中央材料室　　129
中心静脈カテーテル　　176
聴診器　　91, 92, 93
超多剤耐性結核菌　　146

つ

付け爪　　42
土埃　　95, 141

て

手洗い　　35, 36
手荒れ　　45
低頻度接触表面　　83
手すり　　52
手袋　　23, 31, 61, 62, 68, 72, 73, 74, 102, 103

と

ドアノブ　　52, 84
トイレ　　52
同種造血幹細胞移植患者　　122
透析室　　89
ドライフラワー　　136, 137

に

日常的手洗い　　36
妊婦　　143

の

ノロウイルス　　39, 51, 52, 57, 83, 84, 132, 144
　―胃腸炎　　51, 97, 118, 144
ノンクリティカル器具　　97, 98

は

バチルス菌　　50
パッシブタイプ　　17
針刺し　　17, 19, 20, 33, 34, 116, 138
　―対策　　139
バンコマイシン耐性黄色ブドウ球菌　　156
バンコマイシン耐性腸球菌　　153, 156, 164
ハンドローション　　128

ひ

皮膚常在菌　　51, 93
飛沫　　60, 79
　―核　　60, 79, 115, 122
　―感染　　79, 101
　―予防策　　101, 102, 119
標準予防策　　9, 11, 13, 21, 22, 27, 30, 32, 63, 100, 102, 104, 105, 112, 116, 156
氷嚢　　139
表皮ブドウ球菌　　50
日和見病原体　　160, 161

ふ

フィットテスト　　29, 66, 71, 77
フェイスシールド　　66, 67, 117
ブラシ　　47, 49, 50

へ

米国疾病管理予防センター　　10
ペーパータオル　　50
ベッド配置　　89
便器　　52
ベンザルコニウム　　41, 50, 51

ほ

防護環境　　121, 137

保菌　153
ポスター　134, 135
ポビドンヨード　45, 48, 49

ま
マキシマルバリアプリコーション
　176, 177, 178, 179
麻疹　27
　―ウイルス　27, 28, 125
マスク　24, 31, 64, 72, 73, 74, 102, 117

む
無菌室　85, 121
ムンプス　103

め
滅菌　98
　―水　49
免疫不全　95

ゆ
床　85
指輪　42

よ
陽圧　121
浴室　88

ら
ライノウイルス　132

り
流水　38, 39, 46
緑膿菌　87, 88, 95, 136, 140, 152, 153

ろ
ロタウイルス　132

わ
ワクチン接種　135

C
CDC ガイドライン　16

E
ESBL 産生菌　157, 163

H
HBV　33, 90
　―ワクチン　33
HCV　33
HEPA フィルタ　120, 121
HIV　34, 116, 124

M
MRSA　53, 54, 91, 92, 110, 131, 152, 153, 158, 162
MSSA　152

N
N95 マスク　29, 30, 65, 66, 67, 71, 96, 102, 103, 104, 107, 116

R
RS ウイルス　132

S
SARS　125

著者紹介

矢野邦夫（や の くに お）　浜松医療センター　副院長 兼 感染症内科長 兼 衛生管理室長

略歴：1981年 3月　　名古屋大学医学部卒業
　　　1981年 4月　　名古屋掖済会病院
　　　1987年 7月　　名古屋第二赤十字病院
　　　1988年 7月　　名古屋大学　第一内科
　　　1989年12月　　米国フレッドハッチンソン癌研究所
　　　1993年 4月　　浜松医療センター
　　　1996年 7月　　米国ワシントン州立大学感染症科　エイズ臨床短期留学
　　　　　　　　　　米国エイズトレーニングセンター臨床研修終了
　　　1997年 4月　　浜松医療センター　感染症内科長（現職）
　　　1997年 7月　　同　衛生管理室長（現職）
　　　2008年 7月　　副院長（現職）

・医学博士
・インフェクションコントロールドクター
・感染症専門医　血液専門医　輸血学会認定医　内科認定医　エイズ学会認定医
・浜松医科大学　臨床教授
・日本感染症学会，日本環境感染学会　評議員

著書：ケア環境別 できる感染対策－急性期病院・慢性期病院・在宅　Q&Aで学ぶケア環境別感染防止のポイント（リーダムハウス），秘伝！感染対策 院内レクチャーのコツ！（リーダムハウス），ねころんで読めるCDCガイドライン（メディカ出版），エビデンスに基づいた抗菌薬適正使用マニュアル（メディカ出版），感染制御の授業―30日間基本マスター（ヴァンメディカル），感染制御INDEX―100の原則（ヴァンメディカル），エビデンスに基づく院内感染対策のための現在の常識（永井書店），HIVマニュアル（日本医学館），感染対策のレシピ（リーダムハウス）ほか多数

矢野流！
感染予防策の考え方 - 知識を現場に活かす思考のヒント

2015 年 11 月 10 日　初版発行

著　者　矢野邦夫

発行者　多賀友次

定　価　（本体 2,700 円＋税）

発行所　　株式会社 リーダムハウス
〒 464-0841　名古屋市千種区覚王山通 8-48　セゾン覚王山 206 号
TEL 052-753-7675　FAX 052-753-7681　www.readam.co.jp

Ⓒ Kunio Yano 2015 Printed in Japan
印刷・製本　広研印刷株式会社
ISBN978-4-906844-09-8 C3047　　　　　　乱丁・落丁の場合はおとりかえします。

・本書の複製権・翻訳権・上映権・譲渡権・公衆送信権（送信可能化権を含む）は株式会社 リーダムハウス
　が保有します。

・ JCOPY ＜（社）出版者著作権管理機構　委託出版物＞

・本書の無断複写は著作権法上での例外を除き禁じられています。複写される場合は，そのつど事前に，(社)
　出版者著作権管理機構（電話　03-3513-6969，FAX　03-3513-6979，e-mail：info@jcopy.or.jp）の許諾
　を得てください。